Tatiana Ivanova

Depressão na infância

Tatiana Ivanova

Depressão na infância

Ontogénese e dinâmica clínica

ScienciaScripts

Imprint
Any brand names and product names mentioned in this book are subject to trademark, brand or patent protection and are trademarks or registered trademarks of their respective holders. The use of brand names, product names, common names, trade names, product descriptions etc. even without a particular marking in this work is in no way to be construed to mean that such names may be regarded as unrestricted in respect of trademark and brand protection legislation and could thus be used by anyone.

Cover image: www.ingimage.com

This book is a translation from the original published under ISBN 978-3-8433-1320-9.

Publisher:
Sciencia Scripts
is a trademark of
Dodo Books Indian Ocean Ltd., member of the OmniScriptum S.R.L Publishing group
str. A.Russo 15, of. 61, Chisinau-2068, Republic of Moldova Europe
Printed at: see last page
ISBN: 978-620-3-06659-3

Índice

INTRODUÇÃO.

O problema das perturbações afectivas na infância e adolescência é um dos mais actuais na psiquiatria moderna em relação com a frequência e "rejuvenescimento" das perturbações depressivas (I. V. Oleichik, 1998; L. V. Kim, 2006; N. M. Iovchuk, A. A. Severny, 2007; A. O. Adewuya, 2006). A desordem depressiva que começou na infância não é apenas um preditor de alto risco de suicídio (Slap G., Goodman E., 2001; Goldstein T. R.., 2005), mas também aumenta a possibilidade de depressão (Pine D., Cohen P., Gurley D. et al., 1998; Biederman J., 2006) e outras perturbações psiquiátricas na vida adulta (McCauley E. et al., 1993; Strober M. et al., 1993; Weissman M. et al., 2006). Crescimento significativo das perturbações afectivas em adultos (Semke V.Y., Schastny E.D., Simutkin G.G., 2004) actualiza as questões do estudo da depressão em crianças. De acordo com investigadores russos e estrangeiros, a prevalência da depressão na adolescência atinge 30%, e a idade média da sua ocorrência é próxima dos 9 anos (Shevchenko Y. S., Iovchuk N. M., 1998; Kovacs M., Gatsonis C., 1994; Ivarsson T., 2006). É necessário notar que a descrição do quadro clínico, a pertença nosológica e as abordagens de tratamento dizem respeito principalmente às perturbações depressivas da adolescência (Usov M. G., 1996; Antropov Y. F., 2001; Bohan N. A., Butorina N. E., Krivulin E. N., 2006; Weller E B., Kloos A., 2006).

A frequência dos estados depressivos na população infantil em comparação com outras perturbações psicopatológicas varia muito - de 0,4-0,7% a 25% (Bomba J. et al., 1987; Hales D. P., Dishman R. K. et al., 2006; Blanchard L. T., 2006). Contudo, é indicado (Nissen G., 1987 et al.) que as perturbações afectivas na infância ocorrem com muito mais frequência do que aquelas que são diagnosticadas. Considerando a ampla difusão desta patologia, as dificuldades de qualificação, tratamento e reabilitação destes pacientes, o prognóstico médico e social sério, o estudo destas questões é um tema muito actual para os cuidados de saúde práticos. As dificuldades de diagnóstico das perturbações depressivas aos

6-14 anos de idade estão ligadas ao facto de o desenvolvimento mental e físico da personalidade da criança sofrer mudanças pronunciadas; este desenvolvimento é caracterizado por uma peculiar desarmonia e irregularidade, violação do equilíbrio fisiológico e psicológico alcançado na fase anterior da ontogénese (Shevchenko Y. S., Venger A. L., 2006; Gurieva V. A. et al., 2007).

Até à data, as perturbações depressivas em crianças têm sido estudadas dentro de uma forma nosológica específica: depressão endógena (Bashina V. M., 1981; Mamtseva V. N., 1988; Golubeva N. I., Kozlovskaya G. F. 2001), depressão orgânica (Isaev D. N., 1993; Gillberg C., Hellgren L., 2004) e depressão em crianças com retardamento mental (Gurieva V. A., 1996; Samarina E. V., 2007; Bortnick-Duffy S. A., 1990). A tipologia clínica destas perturbações ainda não foi desenvolvida e a ligação entre a estrutura psicopatológica da síndrome depressiva e a identidade nosológica ainda não foi estabelecida. As questões de "terreno patológico" ou disontogénese em crianças com a síndrome depressiva (V.A. Gurieva, 2001) praticamente não são estudadas. Em estudos de caso (V. A. Gurieva, V. Y. Semke, V. Y. Gindikin, 1994) e trabalhos de psicólogos (V. V. Lebedinsky, 1985) existe a opinião de que a compreensão dos padrões etários das perturbações mentais e o seu diagnóstico em crianças e adolescentes é impossível sem uma compreensão clara das correlações entre as perturbações clínicas e de desenvolvimento mental - disontogénese.

O presente estudo foi realizado no Instituto Estatal de Investigação de Saúde Mental, Centro Científico Tomsk, Ramo Siberiano da RAMS, Instituto Estatal de Educação de Saúde Pública "Hospital Psiquiátrico Clínico Solodnikov". N.N. Solodnikov Hospital Psiquiátrico Clínico. O local clínico do estudo foi o complexo de crianças e adolescentes do Hospital Psiquiátrico Clínico N.N. Solodnikov em Omsk. N.N. Solodnikov Omsk Hospital Psiquiátrico Clínico. Para a realização dos objectivos e tarefas da investigação, realizámos exames clínicos e de acompanhamento e exame psicológico experimental de doentes residentes na região de Omsk e Omsk que foram tratados em departamentos infantis da instituição médica preventiva especificada para perturbações do humor depressivo durante 5 anos. O diagnóstico de sintomas depressivos foi realizado de acordo com a sistemática clínica DSM-IV e CID-10, que foi introduzida na prática médica em 1993, de acordo com a decisão da OMS. Para identificar crianças e adolescentes com perturbações depressivas, a maioria dos investigadores norte-americanos utiliza a descrição actual das perturbações depressivas apresentada quer no manual do Sistema de Critérios de Diagnóstico (Spitzer R. L., Endicott J., Robins E., 1978) quer no DSM-IV. Assim, o diagnóstico inicial da doença depressiva numa criança foi feito de acordo com os critérios do DSM-IV, com qualificação subsequente de acordo com o CID-10.

As perturbações depressivas foram consideradas nas seguintes categorias nosológicas do CID-10: esquizofrenia e perturbações esquizoafectivas (F20-25); perturbações de comportamento depressivo (F92); perturbações de ajustamento, depressão reactiva (F43); retardamento mental (F70-71).

Os testes clínico-psicológicos foram conduzidos utilizando escalas válidas que provaram ser eficazes. De acordo com as metas e objectivos do estudo, foi desenvolvido um protocolo de investigação original incluindo três direcções principais. Para confirmar o diagnóstico clínico da síndrome depressiva e para obter uma avaliação quantitativa da gravidade do estado mental, foram utilizadas duas escalas validadas recomendadas na prática pediátrica: a Child Depression Inventory - CDI (Kovacs M., Beck A. T., 1977) e a 21-item Hamilton Hospital Depression Scale.

A avaliação da influência da síndrome depressiva revelada na socialização da criança foi realizada com a utilização da Escala de Competência Social da Boneca (Doll E. A., 1953) na modificação da V. I. Gordeev, Yu. S. Aleksandrovsky (2001), cuja essência é simplificar o procedimento de cálculo do resultado recebido. A utilização desta escala permite estimar a idade social do examinando (SA - idade social), e com base nela o quociente social (SQ - quociente social) da correlação da idade social e da idade cronológica. Cada parágrafo da escala é dado com a designação de idade e categoria, que são subscales. SHG (auto-ajuda geral) - auto-cuidado geral; SHE (auto-ajuda alimentar) - auto-cuidado alimentar; SHD (auto-ajuda vestir) - auto-cuidado vestir; SD (auto-direcção) - independência; O (ocupação) - emprego; C (comunicação) - comunicação; L (locomoção) - movimento significativo, propositado; S (socialização) - socialização. Os parágrafos da escala estão classificados por ordem de normas de idade média e são listados numa série aritmética de 1 a 117, sendo o número ordinal a pontuação a que corresponde uma determinada idade. O protocolo foi completado pelos familiares mais próximos (pais, avós), tutores, prestadores de cuidados.

A amostra do estudo de 341 pacientes com um diagnóstico verificado de desordem depressiva foi derivada da população total de pacientes submetidos a tratamento hospitalar em unidades pediátricas da UCPB (3441 crianças) que tinham consultado um psiquiatra no prazo de 5 anos. O espectro da patologia psiquiátrica das crianças examinadas foi definido como "distúrbio orgânico emocionalmente lábil" (F06.6), "Distúrbio de personalidade orgânico".
(F07.0), "Retardamento mental"
(F70) e
"Distúrbios comportamentais, emocionais e de conduta que começam geralmente na infância e adolescência" (F98).

A maioria dos psiquiatras acredita que as perturbações depressivas são uma componente frequente de muitas doenças mentais, afectando a sua essência e estrutura, com identificação precoce da identidade nosológica da doença necessária para determinar o prognóstico e as abordagens terapêuticas (Vrono M. Sh., 1979; Kovalev V. V., 1979; Vertogradova O. P., 1980, 1998; Tiganov A. S., Vidmanova L. N., Platonova T.
P., Sukhonsky A. A., 1986; Iovchuk N. M., 1989; Mosolov S. N., 1995; Panteleeva G. P., 1999; Nissen G., 1972). Os autores que partilham esta opinião, no estudo da depressão na idade adulta, adolescência, adolescência e infância utilizam a classificação mais tradicional de P. Kielholz (1972), que se baseia no princípio nosológico. Distingue orgânico, sintomático, esquizofrénico, cíclico,

depressão neurótica e reactiva.

Na psiquiatria russa, as abordagens ao estudo da patologia afectiva em adultos e crianças coincidem. Em adultos e adolescentes os estados depressivos são descritos dentro da esquizofrenia, incluindo psicosesquizoafectivas, psicose maníaco-depressiva, distúrbios neuróticos, estados reactivos, bem como na estrutura do desenvolvimento da personalidade psicopática (Snezhnevsky A. V., 1968; Tsutsulkovskaya M. J., Panteleeva G. P., 1986; Vladimirova T. V., 1986; Vertogradova O. P., Voloshin V. M., 1989; A. S. Tiganov, 1997; A. B. Smulevich, 1997; G. P. Panteleeva, 1999). Os psiquiatras que estudam estados depressivos na infância e adolescência atribuem, por regra, as mesmas categorias nosológicas (Vrono M. Sh., 1971; Mamtseva V. N., 1982; Iovchuk N. M., 1986; Danilova L. Yu., 1986; Kovalev V. V., 1995; Bashina V. M.,   1999;   Kozlova   I.   A., 1999), e distintivo

As características específicas da infância e da idade adulta são a proporção diferente destes grupos nosológicos e as suas manifestações clínicas.

As perturbações depressivas de natureza predominantemente neurótica prevaleceram na amostra do estudo e foram detectadas em 119 crianças (34,9%). A filiação nosológica da depressão foi definida como "Desordem adaptativa de espectro depressivo" (F43), "Desordem comportamental depressiva" (F92). Depressões de natureza orgânica foram reveladas em 110 pacientes (32,3%). A filiação nosológica foi determinada como "Desordem orgânica emocionalmente lábil" (F06.6) e "Desordem de personalidade orgânica" (F07.0). A depressão sobre o fundo do atraso mental foi determinada em 48 crianças (14,1%).

A doença endógena depressiva foi diagnosticada em 18,7% dos doentes (n=64): "Esquizofrenia, tipo infantil" (F20.8), "Doença esquizotipada" (F21) e "Doença esquizoafectiva" (F25).

CAPÍTULO I.
O PROBLEMA DAS PERTURBAÇÕES DEPRESSIVAS NA INFÂNCIA
NA
PSIQUIATRIA MODERNA

1.1 Perspectivas científicas precoces sobre
perturbações depressivas infantis

No período pré-científico, o sistema de conhecimento sobre a alma foi formado, e os sinais de perturbações mentais foram descritos mitologicamente no espírito da visão primitiva-mitiológica do mundo. As primeiras tentativas de prestação de cuidados médicos aos doentes mentais surgiram no século VI ou VII a.C., quando as doenças começaram a ser consideradas como um fenómeno de ordem natural que requeria algumas medidas naturais. Os antigos filósofos Sófocles, Eurípedes, Sócrates, Platão, Heródoto e Fídias contribuíram grandemente para o estudo das perturbações mentais nessa altura. Foram eles que lançaram as bases conceptuais do materialismo científico quando apresentaram a ideia de que a causa do comportamento tanto da pessoa saudável como da doente - *"psicopata"* - está dentro do corpo, algures no fundo dos seus tecidos, na matéria de que é composto.

Criaram também as condições prévias da teoria do cérebro, que Hipócrates apresentou mais tarde: o cérebro é o órgão da cognição humana e da adaptação ao ambiente: "Devemos saber que, por um lado, os prazeres, alegrias, risos, jogos e, por outro, as tristezas, mágoas, descontentamentos e queixas têm origem no cérebro... Deixa-nos loucos, delirantes, e sobrepuja-nos de ansiedades e medos". Surgiu assim a noção de que a doença mental, como todas as outras doenças, tem a sua localização anatómica. Os livros hipocráticos não dão um relato completo e completo da psiquiatria. Em vários locais - em "Doenças Internas", "Doenças das Mulheres Jovens", "Tratado sobre Dietas", em "Doenças Epidemias", "Doenças Sagradas", e especialmente em "Aforismos", as observações individuais, teorias, conselhos terapêuticos estão dispersos.

A primeira vez Hipócrates estamosncontrar inicial elementos Em terminologia psiquiátrica: melancolia, mania, frenia, paranóia, epilepsia. Os estados calmos, em geral, eram tratados como estados melancólicos e inquietos como manias. Os melancólicos "têm medo da luz e evitam as pessoas, estão cheios de todo o tipo de medos, queixam-se de dores abdominais, como se fossem picados por milhares de pequenas agulhas. Por vezes têm sonhos difíceis, e na realidade vêem as imagens dos mortos. Mas a melancolia em Hipócrates não tem um mas dois significados: é, em primeiro lugar, a doença que se manifesta apenas sintomas listados, e em segundo lugar, é um temperamento especial, uma constituição especial com uma base humoral e características psicológicas. O temperamento melancólico é caracterizado por uma predominância de timidez, reticência, tristeza. Com base neste temperamento surge frequentemente e a própria doença: "Se os sentimentos de medo ou cobardia, durarem demasiado tempo, aponta para o início da melancolia. "O medo e a tristeza, se duram muito tempo e não são causados por razões mundanas, vêm da bílis negra.

Esta foi a primeira fase no desenvolvimento da psiquiatria infantil, que J.W. Cannibach (1929) chamaria mais tarde de "negativa", uma vez que a possibilidade de desordem mental numa criança foi simplesmente negada. Esta atitude negativa foi fundamental. Acreditava-se que a psicose era o triste privilégio de uma pessoa que já tinha experimentado as dificuldades da vida e a influência fatal das paixões (Kraus, 1809). Mesmo de um ponto de vista funcional, foi argumentado que a simplicidade elementar e comparativa dos actos cerebrais garantiam às crianças contra as doenças mentais. Idiocidade e cretinismo foram deliberadamente ignorados como condições congénitas de pouco interesse social ou terapêutico. Os estados violentos por vezes observados em crianças defeituosas eram vistos como uma complicação da sua desordem subjacente. Entre as perturbações mentais em crianças, apenas se distinguem condições comparáveis à oligofrenia moderna.

Felix Plater (1589) descreveu "insanidade congénita, ou estupidez - "*siuliilia*" das crianças dos primeiros anos de vida, representando vários sinais de defectividade: são desobedientes, obstinados, difíceis de aprender a falar, falta de inteligência nas coisas mais simples; além disso, distinguem-se por defeitos físicos: forma errada da cabeça, forma de engolir os alimentos, especificidade dos seus gestos, defeitos de fala". Nos séculos VII-VIII, aparecem trabalhos sobre os princípios básicos da defectologia e da psicopatologia da infância. Em particular, Segen (1852) descreveu uma forma de melhorar as funções elementares de aparelhos sensíveis e motores de crianças defeituosas (visão, audição, rapidez e destreza, funções motoras); a educação, na sua opinião, deve ser tão concreta quanto possível, representar uma "escola de coisas". Os pensamentos de Segen (1852) estão expressos na sua monografia: "Educação, higiene e tratamento moral de crianças mentalmente defeituosas".

Contudo, a partir do início do século XIX, começaram a ser publicadas algumas observações casuísticas que estavam em desacordo com esta visão categórica. Começaram a admitir que o medo, a dor aguda, o excesso de esforço e as contusões na cabeça podem, embora em casos relativamente raros, levar a uma verdadeira psicose nas crianças. Em 1825. Kasper no seu livro "Medical Statistics" já dá números de suicídios de crianças; estes últimos são por ele considerados como o resultado dos mais fortes lutos causados por ofensas, castigos, etc.; ao mesmo tempo, ideias sobre a possibilidade de melancolia na infância já estão a começar a formar-se. Zeller (1846) opinou que as crianças têm bastante o mesmo curso de doença mental que os adultos, nomeadamente, a melancolia inicial transforma-se em mania e depois em demência. Em anos posteriores, um passo em frente significativo foi o trabalho de J. Moreau de Tours (1888): 'Alucinação na infância'. Isto pôs fim à segunda fase da história da psiquiatria infantil, a que se pode chamar um período de indicações dispersas e casuística não sistematizada.

A terceira etapa começa com o trabalho do pediatra inglês Z. Oeste (Emmingnaus G., 1887). Ele descreve nas crianças além de demência e epilepsia também "verdadeira loucura", para além de várias anomalias de humor, bastante semelhantes às dos adultos, mas apenas procedendo sob formas mais suaves. Ao mesmo tempo, o número de relatos casuísticos de psicoses na infância aumenta rapidamente. E em 1864 foi publicada uma monografia de Berkan. Este autor recolheu 55 casos de psicoses em crianças com menos de 12 anos de idade, classificados nas seguintes categorias: melancolia, mania, insanidade alucinatória, e demência. O trabalho de Berkan (1864) completa a terceira fase, tornando agora a psicose na infância um facto incontroverso e comprovado.

A quarta etapa foi marcada pela publicação da monografia de H. Maudsley (1871) Physiology and Pathology of the Soul. Este trabalho, segundo H. Emminghaus (1887), serve como um ponto de viragem na história da psiquiatria infantil. H. Maudsley (1871) apontou a idade como um momento etiológico, sistematizou e formalizou tudo o que era conhecido antes dele, e propôs a seguinte classificação de psicoses infantis: 1) monomania (homicídio, suicídio, fogo posto, roubo), 2) delírio na coréia, com confusão peculiar, alucinações frequentes, e vários tipos de sintomas automáticos, 3) loucura cataléptica, 4) loucura epiléptica, 5) mania, 6) melancolia, 7) loucura afectiva, ou moral.

A era moderna na história da psiquiatria infantil começa com um grande feito científico, o livro "Childhood Mental Disorders" de N. Emminghaus (1887). O autor distingue as seguintes perturbações em crianças: 1) neurastenia cerebral, 2) melancolia com tendências suicidas, 3) mania, 4) demência aguda, 5) hipocondria, 6) paranóia, 7) pensamentos obsessivos, 8) insanidade transitória, 9) insanidade periódica, 10) insanidade moral, 11) idiotice, 12) epilepsia. Paralelamente aos avanços teóricos desta nova direcção em psiquiatria, os departamentos infantis dos hospitais espalharam-se e melhoraram rapidamente. Foram abertas instituições independentes em Moscovo: uma escola de tratamento para crianças doentes mentais, fundada por O. B. Feltsman (1915), e a clínica modelo da Segunda Universidade Estatal de Moscovo, estabelecida sob a direcção do Professor V.A. Gilyarovsky (1922).

O estudo da depressão em crianças surgiu na viragem dos séculos XIX-XX. Assim, na primeira metade do século XIX foram publicadas pela primeira vez obras sobre casos "casuísticos" de melancolia em crianças, mas as descrições científicas nessa altura eram de uma publicação clínica separada (Pinel Ph., 1809). No entanto, com o desenvolvimento da psiquiatria infantil e a abertura de departamentos pediátricos especializados, o estudo da depressão infantil começou a adquirir gradualmente um carácter sistemático. Após a abertura do departamento especializado para crianças em Bictre (1850-1860), o número de observações de crianças doentes mentais aumentou e surgiram as primeiras tentativas de generalizar o material clínico. Delasiauve (1840, 1864) foi o primeiro a descrever as principais características dos estados depressivos em crianças e os princípios do seu tratamento. Posteriormente, nas monografias amplamente populares de W. Griesinger (1886), H. Maudsley (1871), H. Emminghaus (1887), J. Moreau de Tours (1888), E. Kraepelin (1913), T. Ziehen (1917) forneceram descrições clínicas vivas da melancolia infantil, hipocondria, depressão ansiosa e excitada.

Em particular, W. Griesinger (1868) salientou que as crianças e adolescentes, embora bastante raras, ainda têm estados melancólicos, mas que se baseiam num sentimento de ansiedade e preocupação geral. E os suicídios de crianças, na sua opinião, são uma consequência de uma melancolia distorcida, de procedimento diferente do que nos adultos. Zeller, West (1887) pensou que as crianças, como os adultos, poderiam ter anomalias de humor. Em 1867 Maudsley, no seu livro inteiramente dedicado à psiquiatria infantil, classificou pela primeira vez doenças mentais em crianças, incluindo unidades nosológicas independentes como a melancolia e a mania.

Em 1887 H. Emminqhaus distinguiu nas crianças a melancolia simples, melancolia com ansiedade, melancolia com percepções frenéticas e melancolia com torpor. Um humor melancólico, na sua opinião, é sempre um sintoma de doença, se ocorrer sem razão mental e durar muito tempo. Como sintomas básicos de melancolia da infância, o autor nomeou tais como reclusão, choro, retraimento, lacrimejamento, "confusão", agitação até ao raptus melancholicus, ideias de auto-culpa. H. Emminqhaus (1890) salientou que nas crianças com melancolia a iniciativa é forte apenas em relação às suas queixas, auto-culpa e auto-aversão.

Também notou uma tendência crescente "para a doença, medos, medos e outros sentimentos deprimentes" (1890, p. 67). Em termos de severidade, o autor distinguiu três graus de "melancolia arbitrária" nas crianças, ocorrendo sem razão particular: suave, severa e a mais elevada. Ao descrever esta sintomatologia, chamou a atenção para a infrequência da localização da melancolia na zona pré-cardíaca e para a ausência nas crianças de "melancolia interior errante" e "melancolia decorrente da testa" (*Dysthymia frontalis, lyriesinqer*). Na maioria das observações, a melancolia era acompanhada por perturbações do sono, apetite, obstipação, taquicardia e em casos graves - por sintomas pronunciados de intoxicação. Todas as principais manifestações da doença apareceram pela manhã, e em casos raros a deterioração ocorreu à tarde. O autor descreveu "remissões e exasperações alternadas" (p. 64), que desapareceram com uma melancolia prolongada, e uma tristeza mental crescente como característica da melancolia nas crianças. Para além da melancolia prolongada (de alguns meses a alguns anos) na criança, o autor também distinguiu em alguns casos a melancolia aguda e rápida como um relâmpago.

Moreau de Tours (1888) subdividiu a "depressão mental" em hipocondria, delírios de perseguição, melancolia e estupor - como um tipo de melancolia. A principal diferença entre estados depressivos em crianças e estados semelhantes em adultos, segundo o autor, é o assunto ingénuo e a indistinção da ilusão depressiva e hipocondríaca e da ilusão de perseguição; nas principais manifestações não diferem da depressão em adultos.

O manual Homburger (1926) e as palestras Strohmaeyer (1926), para além de descrições brilhantes da fenomenologia da melancolia e da mania infantil, já continham critérios diagnósticos nosológicos e diferenciais claros, complementados por recomendações para o tratamento e gestão de pacientes pediátricos. Hombyrger (1926) sugeriu que as características típicas dos estados depressivos nas crianças incluem medo, tendência a ter estados de estupor, queixas de dores e dores em várias partes do corpo, gritos em substituição de queixas de saudades de casa, "expressão miserável" de sentimentos, preguiça, e mau desempenho académico. Também notou não só a frequência de ideias auto-culpáveis, mas também acusações e reprovações dirigidas a outros, mentiras, indelicadeza para com irmãos e irmãs. De acordo com as observações do autor, a duração da depressão em crianças varia de vários dias a vários meses, e a sua principal característica distintiva é o início rápido e a lenta recuperação das crianças.

Os psiquiatras russos no início do século XX também estudaram as peculiaridades da síndrome depressiva na infância. V. A. Gilyarovsky (1935), A. I. Vinokurova (1935) e S. S. Mukhin (1940) pensava que a psicose maníaco-depressiva na infância era muito mais comum do que se pensava, mas não era diagnosticada, uma vez que as fases eram mal expressas, obscuras e pouco nítidas e eram diagnosticadas como "nervosismo simples". A. I. Vinokurova (1935) pensava que as depressões são ainda mais comuns na infância do que na puberdade e no período primitivo que se seguiu.

Medo, ansiedade e uma tendência para obsessões dominam na clínica da depressão infantil. Quase todas as crianças em depressão têm distúrbios autonómicos significativamente pronunciados, a depressão é frequentemente acompanhada de enurese (Gilyarovsky V.A., 1955; Mukhin S.S.,1940).

Posteriormente, o interesse pelas perturbações afectivas na infância diminuiu um pouco e só foi retomado desde a segunda metade do século XX, quando surgiram novos trabalhos de investigação nesta área. Em parte, este interesse foi provocado por um aumento das perturbações depressivas entre as crianças devido às desvantagens sociais desses anos (reformas sociais e económicas, um grande número de guerras e conflitos internacionais). Assim, a partir de meados dos anos 50 o interesse neste problema volta a aumentar, há trabalhos dedicados à formulação clínica (Lapides M.I., 1940; Mayer-Gross W., Slater E., Roth M., 1954) e características relacionadas com a idade da síndrome predominantemente depressiva (Sukhareva G.E., 1955; Krevclen D.A., 1972).

M. I. Lapides (1940), fazendo uma descrição da depressão circular nas crianças, chama a atenção para um tipo diferente de flutuações diárias do que nos adultos, a deterioração do humor à noite e a presença no quadro clínico de manifestações somáticas - dores de cabeça, fraqueza geral, tendência para a obstipação e perda de peso. W. Mayer-Gross, E. Slater, M. Roth (1954) enfatiza a raridade dos estados depressivos no período da infância. Contudo, os autores salientam que o medo, as queixas dismnésicas, as dificuldades de concentração nas crianças em idade escolar podem ainda indicar reacções depressivas, tão bem conhecidas nos pacientes adultos, e acreditam que os factores psicogénicos desempenham o papel principal na origem de tais depressões.

Apesar do facto de que o R. A. Spitz já em 1946 descrevia as manifestações da depressão em crianças pequenas, até aos anos 70 o problema da infância e da depressão adolescente não recebia a devida atenção na literatura temática estrangeira. Isto é explicado por uma série de factores, o mais significativo dos quais é considerado como o domínio da visão psicanalítica da depressão como uma condição que não pode ocorrer num indivíduo sem a presença de um superego maduro.

Nos anos 60, a compreensão da natureza e tratamento da depressão em adultos era predominantemente vista a partir de uma abordagem de biologização em psiquiatria (Ballenger J. C., 1988), nos anos 70 estão a surgir vários modelos cognitivos e comportamentais de depressão (Craighead W. E., 1980).
O desenvolvimento da teoria empírica e conceptual da depressão, em oposição ao ponto de vista psicanalítico, permitiu a possibilidade de depressão na infância e adolescência, o que levou a um extraordinário interesse no seu estudo. Uma análise da investigação desse período por G. A. Carlson (1980), permite considerar que todos os sintomas de depressão mostrados em adultos, muitas vezes podem ser observados em adolescentes e mesmo em crianças.

Desde meados dos anos 70 que existem documentos que mostram que as perturbações afectivas ocorrem com muito mais frequência do que as diagnosticadas (Spiel W., 1972; Puig-Antich J., Goetz D. et al., 1989).

Já em 1970, o psiquiatra francês J. D. Ajuriaguerra publicou o primeiro manual de psiquiatria infantil, que cobre o problema das perturbações afectivas em crianças. O trabalho descreve as características clínicas da depressão infantil: "...antes da puberdade, uma sintomatologia particular pode ser encontrada em algumas crianças, caracterizada por um estado de tristeza, indiferença, saudade e desespero, sentimentos de inutilidade com ideias de desaparecimento físico, um padrão semelhante àquele classicamente definido como depressão nos adultos". Contudo, o autor não insiste na "inclusão inevitável" de tal variante de depressão na categoria de melancolia clássica (Ajuriaguerra J.D., 1970).

Não houve consenso sobre a idade de manifestação das perturbações depressivas. Alguns investigadores (Ushakov G.K., 1973; Kovalev V.V., 1995) consideraram as perturbações depressivas apenas no âmbito da psicose maníaco-depressiva e afirmaram que a ocorrência de depressão endógena é impossível antes dos 12 anos. No entanto, os resultados dos estudos epidemiológicos de M. Kovacs, C. Catsonis (1994) mostraram que nas crianças nascidas em 1969-1970, a idade média do primeiro episódio de desordem depressiva grave foi de 11,6 anos, e nas crianças nascidas em 1975 - 9,9 anos. Estes resultados confirmaram a conhecida posição de Kraepelin, que já em 1904 acreditava que era possível reconhecer a depressão endógena antes dos 10 anos de idade. A sua opinião em anos posteriores foi partilhada por muitos psiquiatras (Campbell J. D., 1952; Anthony Y., Scott P., 1960; Kuhn R., 1963; Spiel W., 1964; Wieck Ch., 1965; Stutte H., 1972). Além disso, T. P. Simpson (1958), A. N. Chekhova (1968), V. V. Kovalev (1995), G. Nissen (1975), V. M. Bashina (1989) descrevem manifestações bastante típicas da sintomatologia depressiva em crianças, a começar numa idade precoce. A maioria dos investigadores que lidam com a depressão, antes de mais nada, assinalaram a frequência significativa da sua manifestação na idade pubertária (Sukhareva G. E., 1955; Vertogradova O. P., 1980; Lichko A. E., 1985; A. A. Severny, 1985; Stutte H., 1972).

Actualmente, existe uma série de perspectivas sobre a depressão infantil e adolescente na literatura temática estrangeira, incluindo uma visão como a sua negação absoluta. Existem cinco vertentes do estudo das perturbações depressivas infantis (Carlson G. A., Garber J., 1986), duas das quais foram consideradas mais significativas no passado. A primeira baseia-se em teorias psicanalíticas do desenvolvimento da personalidade e nega a existência de uma síndrome clínica completa de perturbações do humor devido ao subdesenvolvimento do super-ego nos adolescentes.

Nos anos 60 e 70, esta visão estabeleceu a teoria da depressão mascarada, na qual manifestações tais como comportamentos delinquentes, queixas somáticas ou falta de controlo parental poderiam ser sintomas de um estado depressivo de motivação dinâmica especificada. As vantagens desta teoria são, em primeiro lugar, que ela sublinha a necessidade de uma atenção mais especializada às perturbações do humor em crianças e adolescentes que não se enquadram nas perturbações do humor e que, portanto, ficam fora de controlo; e, em segundo lugar, que ela abriu o caminho para modelos mais específicos de depressão em adolescentes.

Uma objecção à teoria da depressão mascarada é que, de facto, a maioria dos fenómenos psicológicos nas crianças podem ser considerados como geradores ou reflectores de estados depressivos, e assim nenhum grupo de perturbações parece não estar relacionado com um estado depressivo (Kovacs M., Beck A. T., 1977). A um nível mais pragmático, uma pesquisa cuidadosa sobre sintomas depressivos mostrou que muitos tipos de comportamentos mascarados são máscaras bastante "transparentes" e que a presença de uma síndrome depressiva pode ser verificada directamente através de entrevistas (Carlson G. A., Cantwell D. P., 1980).

Isto levou à visão moderna de que a depressão é frequentemente acompanhada por outras perturbações, mas estas são mais frequentemente definidas como condições comorbidas do que como sequelas depressivas ou máscaras protectoras. As escolas mais recentes que representam a segunda escola compreendem a infância e a depressão adolescente como uma forma clínica de desordem, mas discordam sobre o tratamento clínico das suas características essenciais (Carlson G. A., Garber J., 1986). A actividade científica da terceira escola está associada com os nomes dos cientistas W. A. Weinberg (1973) e colegas (Weiberg W.A., Rutman, J., Suillivan L. et al, 1973) descreveram a síndrome depressiva em crianças como uma combinação de vários sintomas idênticos aos da depressão em adultos, combinados com sintomas específicos que caracterizavam a criança durante a ontogénese. No entanto, a mais influente e autorizada corrente mais actual é a quarta escola, que reconhece semelhanças significativas entre as desordens depressivas da infância e dos adultos, apesar de algumas características clínicas e dinâmicas (Puig- Antich J., Weston B., 1983). Esta posição levou os investigadores a utilizar um conjunto convencional de critérios, como o DSM-III, ao definir as perturbações depressivas ao longo da vida de um indivíduo.

Embora esta abordagem tenha levado a uma maior produtividade na investigação sobre doenças depressivas precoces, tem sido criticada por representantes da quinta escola principalmente por não ter em conta a influência das características de desenvolvimento, capacidades e limitações da criança na manifestação dos sintomas (Cicchetti D., Schneider-Rosen K, 1986). Esta quinta visão, frequentemente identificada com a psicopatologia do desenvolvimento, considerou características relacionadas com a idade da sintomatologia depressiva e identificou características significativas da sua manifestação de desenvolvimento.

Actualmente está provada a presença de perturbações depressivas em crianças (Mamtseva V. N., 1982; Iovchuk N. M., Severny A. A., 1999; Alderman J., Wolkov R., Chung M. et. al., 1998; Adewuya A. O.., 2006), no entanto, as descrições do quadro clínico, a pertença nosológica e as abordagens ao tratamento dizem principalmente respeito à depressão que ocorre na adolescência, que está provavelmente associada a um quadro clínico mais típico e à elevada prevalência destas perturbações do humor nos adolescentes (Dmitrieva T.B., 1981; Gurieva V.A., Gindikin V.Y. Y., V. Y. Semke, 1994, I. V. Oleichik, 1998; Y. F. Antropov, 2001).

1.2. Prevalência de depressão entre as crianças

A possibilidade de ocorrência na infância de estados dístímicos comparáveis a síndromes afectivas em adultos não foi reconhecida por todos os psiquiatras (Rumke H.C., 1928; Corboz R., 1958; Rie H.E., 1966; Asperger H., 1969); muitos psiquiatras consideraram-nos extremamente raros, outros insistiram numa elevada incidência destas perturbações, embora reconhecessem a sua natureza "mascarada". Em resposta a estas opiniões, a frequência dos estados depressivos em comparação com outras perturbações psicopatológicas varia numa ampla gama de 0,4-0,7% a 25% da população infantil. Contudo, muitos autores sublinham (Kuhn R., 1963; Spiel W., 1969; Ajuriaguerra J., 1970; Mcirhofer M., 1972; Nissen G., 1987), que as perturbações afectivas na infância ocorrem com muito mais frequência do que aquelas que são diagnosticadas.

A prevalência da depressão entre as perturbações mentais da infância e na população em geral, de acordo com vários autores, varia enormemente. Assim, J. Witkowska-Roszka (1980) identificou depressão em 2% dos pacientes de internamento psiquiátrico pediátrico, R. Kuhn (1963) em 12,4%, M. Negri, G. Moretti (1972), D. A. Waller, J. A. Rush (1983), em 19%; taxas ainda mais elevadas são dadas por D. P. Cantwell (1983) e S. G. Hershberg et al. (1982) - em 27 %, R. W. Gibson (1978) - em 33 %.

G. Nissen (1973) diagnosticou depressão em 11% das crianças e adolescentes estatinizados entre os 6 e 20 anos de idade. Na sua opinião, as perturbações depressivas mais frequentes (50%) ocorrem na idade de 11-14 anos, enquanto na idade da escola primária o número de depressões é 2 vezes menor, e na infância e idade pré-escolar a depressão é extremamente rara. De acordo com os dados citados por J. B. Weiner (1979) e J. H. Kashani et al. (1982) referem uma prevalência significativamente mais elevada de depressão (12-16 por cento) entre os doentes internados em geral do que entre os doentes ambulatórios e os doentes internados psiquiátricos (3,8 e 3,7 por cento, respectivamente).

Num estudo populacional, a depressão na infância foi encontrada por W. Schmitz (1979) em 0,03 % dos casos, A. Weber (1955) em 3 %, M. Mcierhofer

(1979) em 25 %, N. Albert e A. T. Beck (1975) em 33,3%. J. Bomba et al. (1987) no seu estudo de uma população de crianças e adolescentes descobriram que a depressão estava presente em 6,66% das observações em crianças de 5 anos, em 11,3% em crianças de 10 anos, e era nitidamente mais frequente na puberdade (em 31,6% das crianças no início da puberdade). De acordo com D. R. Robbins et al. (1988), a prevalência da depressão adolescente na população clínica varia de 5% a 33%.

Um dos estudos mais extensos sobre depressão infantil foi conduzido pela C. Z. Garrison et al. (1992). O questionário do Center for Epidemiologic Studies Depression Scale (CESDS) foi utilizado como método de rastreio entre 3283 crianças em idade escolar com idades entre os 12-14 anos nos Estados Unidos, e uma entrevista clínica (Schedule for Affective Disorders and Schizophrenia in School Age Children) baseada nos critérios de diagnóstico DSM-III foi conduzida na segunda fase. Verificou-se que a prevalência de desordem depressiva grave era de 9,04% para rapazes e 8,90% para raparigas, e de distimia, 7,98% e 5%, respectivamente.

Num estudo grande, abrangente, de uma só fase, baseado em questionário no Canadá em 1983 (The Ontario Childe Health Study). (The Ontario Childe Health Study), entre as crianças pré-pubertal e pubertal, a prevalência de desordens depressivas graves variou entre 1,8% e 7,8% e 43,9%, dependendo do grau de cumprimento dos critérios de diagnóstico DSM-III. Num estudo em duas fases baseado na população de raparigas de 11 a 16 anos de idade (n=1072), a prevalência do distúrbio depressivo a nível clínico foi de 8,9%, com 3,6% dos casos a identificar depressão moderada a grave (DSM-III). Numa avaliação da saúde mental na população infantil realizada por psiquiatras americanos em 2003, foram encontradas perturbações depressivas em crianças dos 6 aos 17 anos de idade em 36 por cento dos inquiridos (Blanchard, L. T., 2003). Os erros de diagnóstico associados à depressão são baseados, de acordo com R. Kuhn (1963) e G. Nissen (1973), com base no argumento de que os critérios de qualificação sindromal para a depressão em adultos não podem ser transferidos para uma criança, uma vez que a fenomenologia da depressão infantil é definida pelo "factor tempo" (Erammer W., 1964), que desempenha um papel patogénico na préformação típica das síndromes depressivas durante a vida.

1.3. Causas da depressão na infância

Num artigo de 1888, P. Moreau de Tours resumiu os conhecimentos que tinha adquirido sobre as doenças mentais da infância. Na sua opinião, "a hereditariedade é uma das predisposições mais indiscutíveis, que se encontra sempre, em todos os casos que registámos. Constitui a causa principal, conforme necessário no desenvolvimento da insanidade como provocação por causas puramente acidentais" (p. 295). Entre as causas provocadoras o autor enumera como as mais importantes o traumatismo, especialmente lesões craniocerebral, envenenamento por substâncias venenosas, onanismo, momentos psicotraumáticos, início da menstruação, infestação por vermes (Moreau de Tours P., 1877, 1888).

No aspecto dos conceitos psicanalíticos, a essência da depressão é interpretada como a repressão do "Ego" em ligação com o conflito do "Ego" e da consciência. De acordo com J. Wiesse, P. Mattejat (1881-1882), M. Harrington, J. Hassan (1959), D. B. Rinsley (1965), porque a função Ego ainda não está estabelecida na infância, não é possível um verdadeiro "diálogo de culpa e redenção", o que constitui um argumento para afirmar a extrema raridade da depressão infantil. O aparecimento da depressão na infância é explicado como resultado da destruição da função "Ego" com a perda dos processos cognitivos e correspondentes processos de restituição, conflito devido ao contacto insuficiente com a mãe numa idade precoce (Statten T., 1961) ou desenvolvimento pessoal incorrecto devido a um desequilíbrio a longo prazo entre os impulsos coexistentes de amor e ódio.

Proponentes de conceitos psicodinâmicos (Bradley C., 1949; Cassullo A. G., Fabiani M. E., 1979; Tincoloni V. G., Toschi P., 1972; Lebovici S., 1972; Katz J., 1979) consideram a depressão na criança de posições de desenvolvimento mental natural como resultado da perda (real ou existente nas fantasias) de um objecto amado, e a sensação de impossibilidade de existência sem ele. P. A. Murray (1970), J. Varsamis, S. M. McDonald (1972), I. Biermann, B. Pflug (1974) ao descrever crianças com fases bipolares distintas com carga hereditária aparente do MDP, vê a causa das fases afectivas na falta de amor na primeira infância, embora observem que na idade adulta é possível a transição das fases maníaco-depressivas para o MDP. A oposição a esta interpretação é W. Rey (1980), que realizou um estudo de seguimento de 231 pacientes com MDD durante a idade adulta e não estabeleceu qualquer correlação entre a diminuição do amor dos pais e a idade no momento da manifestação da psicose.

As teorias psicodinâmicas são baseadas nos ensinamentos de M. Klein (1934, 1944, 1948), relativos, como a obra de R. A. Spitz (1967), relativo à infância. Sob o nome de "postura depressiva" M. Klein descreveu um "fenómeno universal" peculiar ao desenvolvimento da criança normal entre o 3º e 5º meses de vida. A mãe nesta fase é uma fonte de bons e maus, de modo que a criança tem uma sensação de fraqueza e dependência interna e a posição da criança na relação com a mãe é ambivalente. Durante a fase depressiva, segundo M. Klein (1944), há um medo de perseguição e ansiedade centrado no medo das próprias acções destrutivas, devido ao qual a criança experimenta desespero, tristeza pelo objecto perdido e auto-culpa pela sua destruição.

R. A. Spitz (1946) opôs-se fortemente à teoria de M. Klein (1944), acreditando que a depressão numa criança não pode ser falada como uma "psicose característica do desenvolvimento infantil" e que a depressão na primeira infância só pode ser uma consequência de algum tipo de frustração.

Entre as razões de emoções negativas e formação de mau humor em crianças A. I. Modina (1971) nomeia o seguinte: 1) perturbação do estereótipo habitual de comportamento (mudança de ambiente ou de círculo social); 2) construção inadequada da rotina diária da criança; 3) impróprio métodos educativos; 4) falta de condições necessárias para brincar; 5) criação de uma ligação afectiva unilateral; 6) falta de uma abordagem unificada em relação a uma criança.

Relativamente aos factores psicogénicos que contribuem para as mudanças de humor nas crianças, J. Heisel et al. (1973) nomeia mais de 30 razões que levam à angústia emocional e ao desenvolvimento da depressão. Entre elas, as mais significativas em idade pré-escolar e escolar mais jovem são a morte, o divórcio, a separação dos pais, e em idade escolar - a gravidez.

Ao discutir a relação da depressão na criança com factores externos, R. Kuhn (1973, p. 88) escreve: "A experiência psiquiátrica geral mostra que as crianças saudáveis são mais robustas do que tendemos a supor; portanto, as condições ambientais adversas afectam especialmente as crianças pouco saudáveis, quer se trate de desordem cíclica, anomalias intelectuais e de carácter, ou danos cerebrais orgânicos", argumentando assim a favor do papel da psicogenia nas crianças como factor desencadeador da depressão.

Г. E. Sukhareva (1955, 1959) estudou um grande número de doenças vegetetarianas na clínica de depressão psicogénica e considerou as doenças somáticas como sendo de grande importância no início da depressão psicogénica. A depressão devido ao psicotráuma crónico (fracasso escolar, perda de entes queridos, separação dos mesmos) é caracterizada pela baixa intensidade da melancolia, prevalência dos fenómenos de alta sensibilidade, vulnerabilidade, instabilidade emocional.

O autor acredita que, para diagnosticar estas depressões, devem ser tidas em conta várias características específicas: 1) ocorrem num contexto de uma marcada condição asténica; 2) as manifestações clínicas são caracterizadas por uma elevada capacidade; 3) no quadro clínico da doença é notada uma ligação com uma situação psicotrópica.

Um problema ainda menos resolvido, mas altamente relevante na psiquiatria infantil é a possibilidade da ocorrência de depressão na infância. A causa da depressão infantil é vista principalmente nos factores de "separação", "frustração" e "privação" (Lanhmeier J., Matejcek Z, 1984), existente na separação da mãe ou na sua insolvência. Até agora, a atenção dos pedopsiquiatras tem sido atraída por uma síndrome particular em bebés descrita por R. A. Spitz (1960) chamou "depressão anaclítica" de observação a longo prazo de crianças completamente separadas das suas mães e que experimentam défices emocionais. Após a separação da mãe, as crianças que até então tinham sido activas, alegres, confiantes, sociáveis, tornaram-se lacrimosas, temerosas, irritáveis, deixaram de brincar activamente. A fase de resistência deu lugar à fase de exaustão: a perda de interesse pelo ambiente circundante progrediu, o rasgão desapareceu, a actividade auto-erótica juntou-se. A condição da criança assemelhava-se a sono letárgico, insónia, uma diminuição acentuada do apetite ou recusa de comer, perda de peso, e um aumento da tendência para doenças respiratórias e eczema. Tais condições foram observadas por R. A. Spitz (1946) entre 6 e 11 meses de vida e eram reversíveis se a criança fosse devolvida à mãe no prazo de 3 meses. Caso contrário, ocorreu uma síndrome irreversível de hospitalidade infantil com grave comprometimento do desenvolvimento psicomotor e um quadro de "catatonia estuporosa" ou "idiotia agitada".

De acordo com estudos de factores de risco social na ocorrência de depressão em crianças e adolescentes, devido às correlações identificadas, diferentes indicadores sociodemográficos, psicológicos, familiares foram dados o estatuto de potencialmente depressogénico. Em particular, foram estudadas correlações com factores tais como idade, sexo, etnia, estatuto socioeconómico, tipo de disfunção familiar, stress durante a vida, presença de psicopatologia nos pais, baixo nível intelectual, presença de doenças somáticas, baixa auto-estima (Adewuya A. O., 2006).

Num estudo de D. B. Kandel, M. Davies (1982) estudou a relação da depressão com várias características sociodemográficas e psicológicas numa amostra de crianças. De acordo com estes investigadores, a menor probabilidade de depressão foi encontrada em crianças e adolescentes cujas relações com os pais eram caracterizadas como calorosas, confiantes, e com os seus pares como activos. Quanto maior for o nível de inclusão de pares, menor será a probabilidade de depressão. Crianças e adolescentes de famílias autoritárias e famílias onde um dos pais estava deprimido tinham um risco muito maior de depressão. Outros factores, tais como raça, crenças religiosas, e nível social, não foram encontrados para se correlacionarem com a depressão.

Até à data, foram acumuladas muitas provas indicando que o comportamento inadequado da mãe durante a gravidez, as suas reacções emocionais às tensões que saturam a sua vida, causam um número significativo de várias condições patológicas na criança, tanto comportamentais, psicológicas como somáticas (Batuev A.S., Sokolova L.V., 1994; Batuev A.S., 2000). A atitude da mãe em relação ao feto durante a gravidez deixa traços persistentes no desenvolvimento da sua psique (Fries M. E., 1987). O stress emocional está correlacionado com o nascimento prematuro, uma grande psicopatologia infantil, ocorrência mais frequente de esquizofrenia, frequentemente com insucessos escolares, altas taxas de delinquência, propensão ao abuso de drogas e tentativas de suicídio (R.J. Mukhamedrakhimov, 1994; Fereira A., 1980; Negren L.R., 1982; Ward A.J., 1991). *O trauma de um feto pode reflectir-se na esfera afectiva do adulto* (Edelton G., 1989).

1.4 Características clínicas e dinâmicas das perturbações depressivas em crianças

Desde E. Kraepelin (1904), o estado depressivo tem sido caracterizado pela chamada tríade depressiva: baixo humor, atraso motor e mental. A tríade depressiva com inibição holística e harmoniosa em todas as partes é ainda dada grande importância como sinal diagnóstico de depressão endógena (Vertogradova O. P. Voloshin V. M., 1989; Tiganov A. S., 1997; Panteleeva G. P., 1999;). As partes principais da tríade foram suficientemente bem estudadas na descrição da depressão em adultos, embora certas discordâncias relativas aos principais componentes da tríade não permitam considerar esta questão finalmente resolvida (Nuller J. L., 1988; Smulevich A. B. et al., 1997, 1998; Tiganov A. S., 1999).

G. Nissen (1971, 1972) identificou cinco julgamentos diferentes sobre a depressão na infância: 1) as perturbações depressivas na infância não são conhecidas; 2) cada depressão infantil é uma depressão mascarada; 3) as perturbações depressivas em crianças não são diferentes das depressivas em adultos; 4) as perturbações depressivas nunca ocorrem sob o rótulo de perturbações depressivas em adultos; 5) as perturbações depressivas em crianças revelam sintomas psicossomáticos e hipocondríacos específicos. A fim de clarificar a sintomatologia da depressão em crianças e adolescentes, G. Nissen (1971, 1972) realizou investigação clínica e estatística e identificou os 5 sintomas psiquiátricos mais frequentes (insegurança, medo, rigidez, isolamento, insegurança) e os 5 sintomas psicossomáticos (agressividade, chichi na cama, perturbação do sono, mutismo, mordiscar as unhas).

Com base em cálculos estatísticos da ocorrência destes ou daqueles sinais, concluiu-se que as raparigas com desordem depressiva, em regra, são lacrimosas, silenciosas, constrangidas, inclinadas a estados de humor flutuantes, pensivas, enquanto os rapazes são inclinados ao isolamento e à falta de comunicação, irritabilidade e dificuldades no comportamento escolar (Nissen G., 1971). O autor também notou distinções características na sintomatologia de estados depressivos em vários grupos etários: os pré-escolares apresentam sintomas psicossomáticos (ataques de choro, choro, encopresis, perturbações do sono, apetite); adolescentes - sintomas mentais e psicossomáticos do adulto indicando predominantemente "conflitos intrapsíquicos". Para a categoria de "conflitos intrapsíquicos" G. Nissen (1971) enumera tendências suicidas, complexo de inferioridade, depressão e dores de cabeça. Das síndromes diagnósticas derivadas de combinações de sintomas pareados, a mais comum foi a depressão "contida" (66%), com depressão "agitada" em segundo lugar (27%) e depressão "mista" em terceiro lugar (8%). Como sintomas diagnósticos desfavoráveis, G. Nissen (1972) referiu-se ao delírio, disforia, tentativas de suicídio, tristeza, mutismo.

Segundo M. de Negri, G. Moretti (1972), no caso da depressão na "primeira infância", prevalecem as desordens somáticas (comer, dormir) e as perturbações do desenvolvimento. Na idade pré-escolar, a depressão manifesta-se por retardamento intelectual (por vezes ao ponto de pseudo-deficiência), falta de iniciativa, contacto limitado, tendência ao isolamento, crises de choro, reacções negativas à frustração, início de autoerotismo, estados regressivos (chichi na cama), fobias ou ansiedade. Na idade escolar, a depressão revela-se por um aumento da auto- e heteroagressividade, comportamento auto-erótico persistente, diminuição do ajustamento escolar, fobias, e ansiedade. Os autores fizeram as seguintes conclusões: 1) a depressão infantil está relacionada com factores ambientais, ou seja, é sempre reactiva; 2) a patogénese endógena pode ser encontrada indirectamente (hereditariedade patológica, aparente falta de motivação); 3) a ansiedade prolongada pode levar a fenómenos paroxísticos (pesadelos, convulsões de asfixia, etc.), menos frequentemente - a um estado persistente de tensão emocional; 4) quase nunca existe uma patologia depressiva típica (ideias de destruição, culpa); as fobias fantásticas estão muito próximas dos medos fisiológicos; 5) a depressão infantil é facilmente alterada sob a influência do ambiente; 6) os suicídios infantis têm uma patogénese emocional aguda (como "curto-circuitos").

Para determinar as características da infância e da depressão adolescente G. Nissen (1982) realizou um estudo clínico e estatístico de 105 pacientes pediátricos deprimidos internados. Entre as características clínicas específicas da idade, o autor observou o seguinte padrão. Na idade pré-escolar, os distúrbios psicossomáticos são maioritariamente encontrados, no liceu - "sintomas psiquiátricos com forte envolvimento afectivo" (excitável, tímido, irritável, "criança tranquila"), na adolescência - "distúrbios psiquiátricos e psicossomáticos adultos indicando predominantemente conflitos intrapsíquicos" (mentiras, tendências suicidas, complexo de inferioridade, depressão, dores de cabeça). A melancolia, a melancolia e o mutismo foram identificados como sintomas prognósticos desfavoráveis, enquanto que um único sinal - "mudanças de humor" - era patognomónico para o desenvolvimento futuro do processo esquizofrénico.

A. Weber (1973), estudando as causas da depressão em crianças pequenas e em crianças pré-púberes, sugere que elas são diferentes. No primeiro caso, a depressão é uma consequência de relações intrafamiliares perturbadas nos sistemas "mãe-criança" e "pai-criança". No segundo caso, as perturbações depressivas são o resultado de uma sobrecarga escolar. Com base nisto, distinguem-se os sinais clínicos básicos da depressão infantil - apatia, indiferença ou algum negativismo, anorexia, lacrimejamento e aspiração a ser silencioso e invisível.

Г. E. Sukhareva (1955), revelando os problemas da patologia afectiva infantil, observa que no quadro clínico da depressão uma grande parte pertence às perturbações vegetativas-somáticas. Sensações somáticas desagradáveis, dor na região do coração e em crianças pequenas - a dor abdominal é uma queixa comum de tais pacientes. O autor enfatiza que estas características específicas da idade das depressões ainda fazem pensar primeiro na presença de uma doença somática, em vez de uma doença mental numa criança.

Г. K. Ushakov (1973) identifica os seguintes sintomas de distúrbios afectivos característicos da infância: depressão anaclítica (estado de extrema passividade, apatia pronunciada), terror nocturno, ansiedade de movimento emocional, comichão nervosa na pele, anorexia emocional, disforia infantil. As características comuns dos sintomas afectivos da infância, segundo o autor, são comparativamente de curto prazo, estados de depressão fugazes e apagados, maior desajuste entre a causa e a gravidade das reacções emocionais do que nos adultos, tipos de polimorfismo das reacções afectivas, coexistência de rudimentos de perturbações emocionais com reacções motoras, autonómicas e obsessivas-compulsivas. É assinalado, que desde a adolescência, especialmente dos 13-14 anos, no quadro clínico das doenças mentais, juntamente com os sintomas listados de perturbações afectivas típicas dos adultos, mas de forma mais apagada, surgem com mais frequência rudimentares. Na clínica da depressão não há sensação de desespero, a sensação de saudade enfraquece, prevalecem elementos de disforia ou apatia com os fenómenos de letargia, distúrbios de sono, apetite; prevalecem as lágrimas, a rigidez motora, a letargia.

Existem diferentes taxonomias sindrómicas de perturbações depressivas em crianças, que não têm critérios de agrupamento unificados e, separadamente, não reflectem a variedade de variantes fenomenológicas da depressão. A divisão mais comum dos estados depressivos foi baseada no efeito predominante no quadro clínico. H. Kielholz, C. Adams (1980) dividiu a depressão em quatro formas principais: com melancolia e depressão, com ansiedade e agitação, formas apáticas e estados larvísticos com sintomas neurovegetativos e psicossomáticos. Algumas taxonomias têm utilizado tanto as categorias sindromológicas como nosológicas. Por exemplo, M. Schachter (1972) distinguiu "estados melancólicos", "estados depressivos pré-quizofrénicos",   "neuróticos" e "estados mistos". C. Kohler, F. Bernard (1970, 1972) fez uma tentativa de sistematizar os estados depressivos anteriormente descritos e distinguiu "estados melancólicos", "estados depressivos pré-quizofrénicos", "estados depressivos reactivos", "estados mistos difíceis de diferenciar", "depressão causada por razões orgânicas e sobrecarga escolar".

Existe uma divisão da depressão de acordo com o evento stressante anterior. Em particular, J. M. Toolan (1971) divide a depressão infantil em depressão anaclítica, depressão em crianças de mães deprimidas, depressão no divórcio parental, depressão com deficiência intelectual, depressão mascarada e anorexia com depressão. M. Kovacs (1984) identifica "depressão maior", distúrbio de distúrbio de distúrbio de ajustamento com depressão em crianças em idade escolar. H. Remschmidt (1973) classificou a depressão circular tendo em conta características fenomenológicas com separação de variantes inibidas, agitadas, hipocondríacas, e fóbicas. V.M. Bashina et al. (1999) considerados episódios depressivos dentro dos 8 tipos mais comuns de depressão em crianças: dinâmica, asténica, ansiosa, melancólica, psicopata, disfórica, somatizada com a adição de um grupo de estados depressivos, sendo um dos sintomas principais o comportamento anoréctico.

A. A. Severny (1985) observou que apenas 14-30% das crianças foram hospitalizadas por perturbações do humor; nos restantes casos, perturbações comportamentais, dificuldades de aprendizagem, ou distúrbios psicossomáticos foram as razões para consultar um psiquiatra. M. Sperling (1959) descreve perturbações digestivas, insónia, prurido, dores de cabeça, lentidão motora, lacrimejamento, falta de interesse e uma triste aparência como sinais de depressão em crianças. Além disso, o autor acredita que o principal factor etiológico de tais condições é uma relação imprópria entre mãe e filho (falta de amor e compreensão mútua). De acordo com muitos autores estrangeiros (Dugas M., 1966; Annell A., 1969; Schmitz W., 1972; Kuhn V., Kuhn R., 1972), um dos primeiros sinais de depressão é uma diminuição do desempenho escolar. W. Spiel (1961) também acredita que as flutuações diurnas de humor para a sua diminuição nas horas da manhã da escola privam a criança de compensação e desempenham um papel decisivo na ocorrência de fobias escolares. A desadaptação escolar com distúrbios de aprendizagem e "fobia escolar" é uma componente dos distúrbios "mistos": uma combinação de distúrbios de conduta, depressão e tendências suicidas (Kashani J. H., Simmonds J. P., 1979). J. Puig-Antich (1982) acredita que os distúrbios comportamentais acompanham a depressão quanto mais jovem for a criança. À medida que a criança cresce, a agressão, o comportamento explosivo ou sexual desaparece e a passividade aumenta enquanto o fundo depressivo permanece (Poznanski E., Krahenbuhe V., Zrubl J.P. , 1976).

Apesar das consideráveis distinções nas opiniões sobre a sintomatologia da depressão na criança, a maioria dos autores atribui como sua característica a expressão das perturbações somáticas (Bauersfeld K. H., 1972; Weiberg W. A. et al., 1973; Renshaw D. C., 1974; Kashani J. H. et al., 1981; Kashani J. H., Zabababidi Z., 1982; Cheung A. H.; Emslie G. J., Mayes T. L., 2006). As queixas somáticas de depressão numa criança incluem dor abdominal, dores no peito, dores nos membros, dores de cabeça, náuseas, e vómitos frequentes. Nas crianças a ligação entre depressão e asma (Pinkerton Ph., 1972), eczema (Altschulova J., 1972), dor de cabeça (Iovchuk N. M., 1986; Ling W. et al., 1970; Girard J, 1972), e entre depressão e alterações no peso corporal - obesidade ou emaciação (Bruch H., 1960; Stadeli H., 1978), depressão e perturbações pseudoneurológicas (Maloney M., 1980; Weller R. A. et al., 1991). Ao comparar os sintomas psicossomáticos observados em crianças deprimidas com perturbações semelhantes em adultos (P. Kielholz, D. Ladewig [1979]), G. Nissen (1970) descobriu que apenas os sintomas gastrointestinais eram comparáveis (36 por cento em adultos, 40 por cento em crianças). As perturbações do sono e dores de cabeça eram 3 vezes menos frequentes nas crianças do que nos adultos, enquanto que as dores cardíacas eram 16 vezes menos frequentes nos adultos. Do ponto de vista de G. Nissen (1970), as crianças com depressão não têm dores ou anomalias nos membros, hiperidrose ou doenças respiratórias, mas o mutismo, morder as unhas, encopresar e chupar o polegar são extremamente comuns.

Tentativas de comparar em paralelo as condições depressivas em diferentes grupos etários também levaram à introdução do termo "depressão mascarada" (Glaser K., 1967) na psiquiatria infantil no final dos anos 60, semelhante à avaliação da depressão atípica em adultos. Inicialmente, nesta aplicação, o termo designava depressão numa criança que era difícil de reconhecer devido a múltiplas perturbações somáticas e comportamentais acompanhadas de negatividade, mau humor e mau humor (Kellner R., Simpson G., Winslow W., 1972).

O termo depressão "mascarada" na psiquiatria infantil foi usado pela primeira vez por K. Glaser (1967, 1981) para se referir à depressão numa criança que é difícil de reconhecer devido a uma abundância de perturbações somáticas, e depressão com negativismo, descontentamento e mau humor , elevada Sensibilidade, comportamento anti-social e suicida, mais típico para adolescentes. E. Poznanski, J. P. Zrull (1970), desenvolvendo critérios de diagnóstico de doenças depressivas em jovens, identificou três características principais: 1) uma impressão da criança como um ser infeliz, ausente, queixando-se de que não é amado e rejeitado pelos entes queridos; 2) insónia; e 3) actividade auto-erótica da criança. Este grupo estava em rápida expansão, uma vez que a depressão "mascarada" por um componente somático ocorre em 30% das crianças hospitalizadas psiquiátricas (Anufriev A. K., 1970; Vertogradova O. P., 1980; Vertogradova O. P. Voloshin V. M., 1989; Sergeev I. I., Borodin V. I., 1991;

Kielholz P., 1972; Nissen G., 1975) e até 70% dos pacientes deprimidos que se candidatam a instituições médicas gerais (Isaev D. N., 1993; Gerish A. A., 1995; Antropov Y. F., 2001).

O termo depressão "mascarada" tem sido cada vez mais utilizado para se referir à depressão infantil "atípica" que não se enquadra no quadro clínico clássico da depressão "adulta". A expansão do conceito de depressão "mascarada" levou ao facto de, além da depressão somatizada, incluir várias condições psicopatológicas: psicopatológica, obsessivo-compulsiva, ansio-fóbica,

Acompanhado por um efeito reduzido ou oculto. P. Kielholz (1972) sugeriu que as depressões "mascaradas" deveriam ser limitadas aos casos de patologia afectiva em que os sintomas somáticos são proeminentes. Mais tarde, fez uma distinção mais rigorosa entre depressões larvares e equivalentes depressivos. Em ambos os casos, a sintomatologia depressiva propriamente dita é mascarada por outros distúrbios, mas é reconhecível no primeiro e quase totalmente invisível no segundo. Muitos autores (Mamtseva V. N., 1988; Tiganov A. S., 1997; Kellner R. et al., 1972) especificam, que embora as "máscaras" somáticas e vegetativas da depressão sejam encontradas na idade da puberdade, são mais típicas para o período da primeira infância. No entanto, alguns acreditam (Glaser K., 1967) que a depressão se manifesta de forma mascarada por manifestações "somáticas", predominantemente em adolescentes.

F. Antropov, S. Shevchenko (1999) salienta que na estrutura de morbilidade da população infantil e adolescente uma proporção significativa de perturbações mentais, em particular aquelas cujas principais manifestações são perturbações somáticas e perturbações comportamentais. Estas doenças têm no seu cerne afectivo, e em particular as perturbações depressivas e a patologia da esfera instintiva, são geralmente qualificadas como perturbações psicossomáticas, menos frequentemente - como depressão somatizada (mascarada) e acções habituais patológicas. Como máscaras e equivalentes de depressão em crianças, de acordo com os autores, actuam mais frequentemente como perturbações somáticas vegetoviscerais, nas quais as perturbações gastrointestinais são frequentemente reveladas. Na meia infância as perturbações vegetovasculares são predominantes, e na adolescência - alterações funcionais no sistema cardiovascular e perturbações menstruais em raparigas. Ao mesmo tempo, de acordo com as observações dos autores, as perturbações somáticas são mais frequentemente registadas na estrutura da depressão ansiosa. Menos frequentemente a depressão é mascarada por distúrbios comportamentais e comportamento suicida.

Nas observações de G. Nissen (1973), os sintomas "psiquiátricos" mais comuns da depressão em crianças eram a anti-socialidade, ansiedade, inibição, auto-isolamento, e os sintomas "psicossomáticos" eram a agressão, o chichi na cama, distúrbios do sono, mutismo e lacrimejamento. Apenas em 14% das crianças as perturbações do humor foram a causa da hospitalização, caso contrário, as perturbações comportamentais, as dificuldades de aprendizagem, e as perturbações psicossomáticas foram as razões para o encaminhamento para um psiquiatra. J. M. Toolan (962) pensava que quanto mais velha a criança, mais depressivos os sentimentos prevaleciam sobre as perturbações de comportamento. As crianças que foram convencidas de que são "insuportáveis" respondem com comportamentos anti-sociais que reforçam ainda mais os sentimentos de inferioridade. Perdem o gosto pelo trabalho, têm dificuldade em concentrar-se, não podem ser deixados sozinhos e procuram novos estímulos, levando-os a comportar-se de forma agressiva. Os padrões de depressão em crianças e adolescentes descritos por J. M. Toolan (1975) chamado "equivalentes depressivos". Desde então, estes termos têm sido introduzidos na psiquiatria infantil para se referirem a depressões "atípicas".

Enquanto Bresser (citado em Nissen G., 1965) acredita que as crianças deprimidas nunca exibem tendências criminosas, e B. Frommer (1979) nota na ansiedade da depressão infantil na indispensável ausência de agressividade, depois M. Dugas (1966), W. von Baeyer (1969), I. Phillips (1979) enfatiza a estreita ligação entre o humor depressivo e os distúrbios de conduta, incluindo fogo posto, roubo, fuga, e actos criminosos. A frequência do comportamento delinquente e anti-social em crianças deprimidas é notada por S. Lesse (I974), M. L. Rutter (I976), H. C. Cais (I979), W. Katon et al. (1982), I. T. Dwyer, G. R. Delong (1987), et al. Esta categoria, de acordo com os dados citados por J. Puig-Antich (1982), é responsável por 21% de todas as crianças e 27% dos rapazes com perturbações mentais. Glueck et al. (citado por Nissen G., 1972) encontrou perturbações comportamentais em 14% das crianças e adolescentes deprimidos, Stoll (citado por Nissen G., 1950) em 50%. Por sua vez, W. A. Weinberg, M. van den Dungen (1972) indica que nestes casos existem correlações claras entre o humor deprimido e a falta de tolerância, a frustração, a solidão e a confusão. M. L. Rutter et al. (1970) sugeriu que a combinação de perturbações depressivas e comportamentais deveria ser classificada como perturbações "mistas", M. Kovacs e A. T. Beck (1977) como perturbações "complicadas".

C. D. Ozeretskovsky (1979), A. E. Lichko (1985) descreveu os equivalentes "delinquentes" da depressão, manifestados em amargura, desobediência, rudeza, propensão para o abuso do álcool, drogas. Distúrbios comportamentais semelhantes na depressão O. D. Sosyukalo (1984) e V. V. Kovalev (1995) designado como equivalente psicopático da depressão.

Л. S. Yusevich (1946), estudando perturbações periódicas do humor (disforia) em adolescentes delinquentes com lesões cerebrais orgânicas, observa que este tipo de perturbação afectiva é frequentemente encontrada em estados semelhantes aos psicopatas. No quadro clínico da "disforia orgânica", o sintoma mais constante é um humor melancólico acompanhado de raiva, desconfiança, experiências hipocondríacas, e ideias delirantes. O autor, ao analisar a dinâmica destas perturbações, salienta que a "disforia orgânica" se desenvolve geralmente "gradualmente", aumentando constantemente de intensidade, acompanhada de dores de cabeça, um sentimento de fraqueza geral, e desconforto. Analisando o material clínico, o autor sugere que a ocorrência de "disforia orgânica" está intimamente ligada a alterações no sistema autonómico-endócrino.

Em ligação com estas manifestações, a patologia afectiva criança-adolescente tornou-se repetidamente um tema de estudo de psiquiatras forenses (Dmitrieva T. B., 1981; Morozova N. B., 1986; Mozhginsky J. B., 1993; Gurieva V. A., Gindikin V. Y., Semke V. Y., 1994). A revelação da depressão em crianças e adolescentes delinquentes representa o problema mais real, tendo em conta o elevado risco de suicídio (Schaffer D., Greenhill L., 1979; Lesse S., 1980; Marriage K. et al., 1986).

Outra variante generalizada da depressão puberal foi a depressão asténica, que se manifesta por uma queda inexplicável no desempenho académico, períodos intermitentes de "preguiça", tédio, episódios autóctones de "astenia" (M. J. Tsutsulkovskaya, V. A. Mikhailova, 1977; I. V. Oleichik, 1998). C. D. Ozeretskovsky (1979), A. E. Lichko (1985) atribuiu as perturbações astenoapáticas e uma queda no desempenho académico aos equivalentes da síndrome depressiva específicos da idade puberal.

O estudo de uma combinação de ansiedade-fóbica, obsessivo-compulsiva, comportamental, perturbações somatoforma e depressão definiu o desenvolvimento da teoria da comorbidade destas perturbações (Caron C., Rutter M., 1991). H. Van Praag (1998) e vários outros autores (A. Smulevich, 1998; I. Kozlova, 1999) sublinham que a comorbidade é um dos problemas difíceis no estudo da depressão. Não importa de que posições é estudada a depressão - em termos de biologia, epidemiologia, terapia, o facto de a maioria dos doentes ter um diagnóstico co-mórbido, extremamente difícil de interpretar os dados científicos. De acordo com vários investigadores, a comorbidade da depressão com outras perturbações mentais na infância e adolescência é notada em 40-80% dos casos (Foa E., Foa U., 1982; Kashani J. H., Carson G. A. et al., 1987; Caron C., Rutter M., 1991; Kovacs M., Devlin B., 1998). No entanto, Kovacs (1998) sugeriu que a comorbidade pode ser um artefacto que reflecte um aumento no número de rubricas de classificação de perturbações mentais e uma correspondente sobreposição de sintomas dentro e entre grupos de diagnóstico. Como notado por C. Caron e Rutter (1991), pode ser encontrada quando uma desordem é uma manifestação secundária de uma desordem "primária", ou quando múltiplas desordens são expressões alternativas de uma única desordem; por exemplo, a depressão e a ansiedade são consideradas manifestações alternativas de um único processo psicopatológico.

As principais perturbações comorbidas com depressão são a perturbação da ansiedade (20-40%), a perturbação da conduta (8-33%), e a perturbação obsessivo-compulsiva (8%). Na depressão infantil, a ansiedade generalizada e os distúrbios de pânico são diagnosticados em 22% e 14% dos casos, respectivamente. Aproximadamente 18% dos doentes com distúrbios de pânico e 17% dos doentes com distúrbios de ansiedade generalizada têm depressão (Sanderson A., Wetzler G., 1995).

Os seguidores da escola americana, que consideram o humor, a ansiedade e as perturbações fóbicas no âmbito das perturbações internalizadas (perturbações emocionais), confirmam o facto de entre eles existir uma elevada percentagem de co-morbilidade já nas fases iniciais, o que influencia a variedade de diagnósticos estabelecidos posteriormente (Rapee R.M., 1997; Kovacs M., Devlin B., 1998). Em crianças com um histórico pré-mórbido de ansiedade e perturbações comportamentais, as perturbações depressivas que se desenvolvem subsequentemente reflectem a comorbidade pré-mórbida inicialmente encontrada (Rutter M. L., 1981; von Kroff M., Shapiro S. et al., 1987; Torgersen S., 1990; Rapee R. M., 1997). A análise da comorbidade de um episódio depressivo importante e de uma perturbação generalizada da ansiedade revelou uma base genética comum para estas perturbações (Kovacs M., Devlin B., 1998). Confirmou a opinião dos investigadores (A. S. Lomachenkov, 1971; O. P. Vertogradova, 1998), que consideram as perturbações de ansiedade em crianças e adolescentes como uma variante da depressão.

H. Lehman (1983) argumenta que a depressão ocorre sempre juntamente com a ansiedade. O mesmo julgamento é feito por J. Fawcett, H. Kravitz (1985), que num grupo de 200 pacientes com depressão endógena em quase todos encontrou diferentes manifestações de ansiedade: ansiedade - em 72%, sintomas somáticos de ansiedade - em 42%, uma sensação de ameaça incerta - em 62%.

Nestas e noutras obras foi encontrada uma estreita ligação entre depressão e ansiedade, tão próxima, que a sua distinção precisa dos sinais psicopatológicos parecia praticamente impossível (Nuller J. L., 1988; Breier A., Charney D. S., Heninger G. R., 1985; Kennneth S., Kendler M. D. et al., 1992; Goldstein R. B., Weissman M. M. M. et al., 1994). Na investigação da cronologia do desenvolvimento de doenças ansiosas e depressivas em grupos clínicos de crianças e adolescentes foi revelado que nas crianças com as doenças ansiosas e depressivas combinadas a detecção da patologia ansiosa no pré-mórbido era mais provável (Savostyanova O.L., 2001; Costello E.J., Costello A.J. et al., 1988). Os autores atribuíram-na ao facto de a manifestação de perturbações depressivas ser o resultado de processos biológicos, psicológicos e cognitivos muito mais complexos, e a ansiedade ser uma resposta filogenética mais precoce a um estado de desconforto ou stress.

Os distúrbios comportamentais não são menos frequentemente comorbidos com condições depressivas. A sua combinação é notada, segundo dados de vários investigadores, em 30-75 % dos casos (Bardenstein L.M., Mozhginsky J.B., 2000; van Praag N.M., 1998). As perturbações comportamentais que são extremamente frequentes em crianças durante a depressão flutuam de comportamentos elementares anti-disciplinares para formas graves de comportamento desviante (Sosyukalo O.D., 1984; Tatarova I.N., 1985). Os distúrbios comportamentais, em regra, têm um carácter protector ou são causados pelo desejo muitas vezes inconsciente da criança de aliviar o seu estado de espírito na companhia de colegas com álcool, fumo, drogas. Muitos psiquiatras usam o termo "depressão psicopática" para designar depressão com perturbações comportamentais (N.M. Iovchuk, 1989; I.A. Kozlova, 1999; A.S. Kurashov, 2001).

Л. Bardenstein (2000) salienta que as condições "psicopáticas" e "psicopatas" são semelhantes em várias manifestações externas, mas têm causas subjacentes diferentes. Ao contrário das síndromes psicopáticas, que são manifestações de anomalias de personalidade, nas perturbações de tipo psicopático, os sinais de um processo de doença em curso ou as consequências de traumatismos cerebrais vêm à tona. Vroneau (1989) também acreditava que as perturbações do tipo psicopatológico se baseiam em factores tais como "um processo contínuo de estrutura endógena ou natureza orgânica, efeitos residuais de um processo endógeno ou lesão orgânica do SNC". São estas que causam diferenças significativas em relação a doenças semelhantes em neuroses e psicopatias".

Assim, o termo depressão "psicopata" deve ser entendido como significando estados em que sinais que são semelhantes em aparência a estados psicopáticos são causados por uma desordem depressiva. Esta abordagem levanta inevitavelmente a questão do desenvolvimento de critérios de diagnóstico diferencial para estados em que o quadro clínico apresenta simultaneamente sintomas depressivos e sintomas psicopáticos (Ozeretskiy N.I., 1938; Kurashov A.S., 2001). O diagnóstico diferencial envolve a separação de três condições semelhantes no quadro clínico, mas diferentes na sua essência: 1) a ocorrência de depressão num psicopata; 2) a intensificação de acentuações de carácter na ocorrência de um episódio depressivo; e 3) o aparecimento de reacções comportamentais não características anteriormente da personalidade contra o pano de fundo da depressão. A abordagem anamnéstica é básica para a divisão primária.

Existem outras abordagens para o estudo de estados depressivos com perturbações comportamentais. N. M. Iovchuk (1989) dividiu as depressões psicopáticas pelo tipo de um efeito principal em duas variantes de estados depressivos - depressões disfóricas e as chamadas depressões sem uso. As principais diferenças destes dois grupos foram a presença de sintomas acessórios em Unlust-depression, ideias de tratamento injusto com uma restrição predominante de agressão ao círculo familiar, comportamento suicida, que poderia ser explicado pela influência do processo endógeno, uma vez que a Unlust-depression foi observada predominantemente na estrutura da esquizofrenia.

M. Sh. Vroneau (1971) observou que na infância raramente os estados são esgotados pelos sintomas obrigatórios para a depressão, as imagens polimórficas são mais frequentemente observadas. No entanto, a dificuldade no diagnóstico é causada não só pelo polimorfismo, mas também pelo isomorfismo das manifestações clínicas, ou seja, a semelhança externa em essência diferente, que é especialmente pronunciada na adolescência.

T. F. Papadopoulos (1983) descreve 5 fases de desenvolvimento da depressão em adultos: disstímico-disruptiva, ciclotímica, melancólica, delirante, parafrénica. A primeira é a fase mais suave de um episódio depressivo. As perturbações mórbidas limitam-se a perturbações somato-vegetativas e alterações no bem-estar sob a forma de uma peculiar diminuição do tom geral com fenómenos asténicos. Um dos primeiros sinais é a perturbação do sono. O apetite diminui, a tendência para a obstipação manifesta-se, são expressas sensações de desconforto corporal, hiperestresia, lacrimejamento. O tom diminuído é caracterizado por pacientes como letargia, preguiça, apatia, impotência, impotência. Clinicamente importante é a estreita associação do bem-estar com o ritmo diurno. A fase cíclica é caracterizada pela adesão de sentimentos diferenciados de saudade, depressão, ansiedade vaga, orientação pessimista do pensamento, ou seja, os sintomas típicos são perturbações afectivas pronunciadas, enfraquecimento dos estímulos vitais sobre o fundo das perturbações somatotropicas.

Descrições semelhantes de depressão infantil e adolescente são encontradas em muitos autores (Iovchuk N. M., 1989; Kovalev V. V., 1995; Antropov Y. F., Shevchenko Y. S., 1999; Bashina V. M., 1999; Nissen G., 1972). Atribuem atributos típicos da depressão endógena infantil: massividade das perturbações somato-algógicas e comportamentais, fragmentação, mudança de carácter e grau de expressividade da componente afectiva, versatilidade dos matizes do efeito patológico com prevalência de ansiedade ou disforia, frequência de episódios de agitação psicomotora com o rico efeito atípico. Ao mesmo tempo, os autores acreditam que os sinais característicos da depressão "adulta" não parecem muitas vezes impressionantes. No entanto, o exame intencional de um paciente pode revelar um estado deprimido, fadiga física e mental elevada, aumento da irritabilidade, e a presença de, embora subjugada, mas frequentemente detectável, variações diárias no bem-estar e no humor.

Do nosso ponto de vista, o quadro clínico especificado corresponde à primeira e segunda fases de desenvolvimento de um ataque depressivo descrito em adultos por T. F. Papadopoulos (1983). A fase melancólica nos adolescentes é descrita com menos frequência, e o delírio e a parafrenia são descritos em geral em casos isolados e apenas na estrutura da esquizofrenia (Danilova L.Yu., 1985; Kozlova I.A., 1999; Wieck Ch., 1965; Bender L., 1966). Por outras palavras, a depressão na infância difere da depressão nos adultos mais quantitativamente do que qualitativamente. As diferenças na formulação de queixas de depressão em diferentes grupos etários estão ligadas em muitos aspectos à capacidade dos adultos de analisar e verbalizar os seus sentimentos e à insuficiência de tais capacidades nos adolescentes (Shaffer D., 1996; Nissen G., 1972; Kandel D., Davies M., 1986). Mas mesmo os adultos têm dificuldades em descrever experiências dolorosas, causadas pela invulgaridade das sensações, que os obriga a recorrer a uma descrição metafórica (Vrono M. Sh., 1971; Nuller Y. L., 1988). Apesar da diferença na descrição de sentimentos dolorosos de adultos e adolescentes, a análise das queixas revela uma analogia suficientemente clara entre eles. Se os adultos descrevem a saudade como "peso, uma pedra no peito", "perda do sentido da vida, alegria", "colapso da vida" e, ao mesmo tempo, distinguem estas condições das experiências de tristeza vividas com várias desgraças, as crianças queixam-se de "tédio", "tristeza", desejo de chorar, além de serem incapazes de comparar estas sensações. É necessário notar, que a descrição de "peso no peito", torna-se uma queixa bastante generalizada na idade das crianças (V.N. Mamtseva, 1982; N.M. Iovchuk, 1989).

G. Nissen (1980, 1981, 1982, 1984) inclui na sistemática nosológica da depressão infantil. Nissen (1980, 1981, 1982, 1984) inclui, para além da depressão endógena, reativa-neurotica e somatogénica (exógena, sintomática), desempenhando um "papel absolutamente dominante" na infância. As depressões somatogénicas são por vezes detectadas desde o nascimento, frequentemente com um curso crónico, e as psicogénicas - após os 5 anos de idade. A depressão somatogénica é uma consequência de lesões orgânicas cerebrais e a depressão reactiva é uma "resposta motivada" ao trauma mental, devido a uma desordem do mecanismo regulador mental central devido a uma predisposição genética ou a uma disposição de personalidade particular adquirida.

Os suicídios ocupam um lugar especial na clínica de doenças depressivas em crianças. O suicídio na prática pediátrica deixou há muito de ser visto como um caso casuístico. Considerando as acções suicidas de crianças, é necessário ter em conta que o conceito de morte como categoria de cessação de vida, em regra, ainda não foi formado nelas. Assim, os suicídios de crianças e adultos são fundamentalmente diferentes. Até aos 3 anos de idade, uma criança não tem fronteiras que a separem do mundo exterior, e não faz distinção entre as categorias "viva" e "morta". Como regra, as crianças em idade pré-escolar já formaram algumas ideias de morte. No entanto, consideram frequentemente que a morte é apenas o destino dos idosos e não permitem a ideia de acabar com a própria vida. Além disso, a maioria das crianças desta idade não compreende a irreversibilidade da morte. As crianças em idade escolar já têm uma distinção clara entre os conceitos de vida e morte, embora a morte ainda seja vista como um fenómeno temporário. Quase todas as raparigas a partir dos 12 anos de idade e os rapazes a partir dos 15 anos de idade compreendem a finalidade das suas vidas e preocupam-se com ela, mas apenas 20% dos adolescentes estão conscientes de que a morte é o fim final da vida física e espiritual (D.N. Isaev, 1993). No entanto, entre as causas de morte em crianças e adolescentes, o suicídio ocupa o segundo lugar apenas nas doenças cardiovasculares (Larsson B., Melin L., 1992).

Num inquérito anónimo a adolescentes suecos, 3-6 % dos inquiridos tinham alguma vez tentado suicídio (Gillberg K., Hellgren L., 2004) e muito poucos deles tinham consultado um médico. Nos últimos anos, o número de suicídios neste grupo etário continua a aumentar. A. V. Golenkov, A. B. Kozlov, T. V. Tsurupa, S. V. Pavlov (1998) ao estudar os suicídios entre crianças e adolescentes na Chuvashia revelou um aumento de 66,8% no número de suicídios completos entre crianças e adolescentes em 1997, em comparação com 1993: de 8,88 por 100.000 da população etária correspondente para 14,81. A taxa de suicídio entre adolescentes é em média de 24,07 por 100.000 da população de idade correspondente, enquanto entre crianças é apenas 1,76 (entre crianças e adolescentes a média é de 8,63 por 100.000 da população). Assim, os rapazes são quase três vezes mais propensos a cometer suicídio do que as raparigas; as crianças e adolescentes que vivem em zonas rurais são 1,5 a 1,7 vezes mais propensos do que os seus homólogos urbanos, respectivamente. As obras de A. I. Lazebnik (1998, 2000) na República de Udmurt testemunham o aumento das tendências suicidas.

Entre os factores básicos de risco de suicídio de crianças é possível alocar genética (McHolm A. E., 2004), etno-cultural (Runeson B., 1992), mental, familiar (Maris R. M., 1981; Miller K., King C., Shain B., Naylor M., 1992; Pfeffer C. R., Normadin L., Kakuma T., 1998). O suicídio de pais ou familiares pode ser um exemplo peculiar de como a pessoa "resolve" problemas (Fredman R. C., 1984).

No entanto, até agora, o factor saúde mental é da maior importância. Até Esquirol considerou que todos os suicídios são doentes mentais, pois só num estado de insanidade uma pessoa pode tentar a sua vida (Esquirol A. L., 1838). Além disso, esta opinião foi confirmada por muitos investigadores, V.Y. Gindikin deu dados, segundo os quais em 90 % dos casos o verdadeiro comportamento suicida ocorre com condições psicóticas, e as pesquisas de A.L. Berman revelaram que pessoas que sofrem de perturbações mentais diagnosticadas, cometem cerca de 90 % dos suicídios (V.V. Kovaleva, 1981). As mesmas tendências são reveladas em crianças e adolescentes.

Segundo estudos de cientistas suecos, finlandeses e americanos sobre suicídios entre crianças por autópsia psicológica, os diagnósticos psiquiátricos são determinados em 91-98% dos sujeitos (Runeson B., 1989; Rich C. L., Sherman M., Fowler R. C., 1990; Marttunen M. D., Henrikson M. M. M. et al., 1991; Brent

D. A., Perper J. A., Moritz G., Allman C. et al., 1993; Shaffer D., Fisher P., Trautman P. et al., 2006). As crianças finlandesas que cometeram suicídio foram, na sua maioria, diagnosticadas com depressão ou "distúrbio de ajustamento". (Runeson B., 1992). Num grande estudo americano sobre jovens que morreram por suicídio antes dos 20 anos, a depressão foi um diagnóstico comum antes dos 17 anos (Shaffer D., Fisher P., Trautman P. et al., 2006).

A investigação apresentada determina que uma das principais causas de suicídio entre crianças é a depressão (Shaffer D., Fisher P., Trautman P. et. al., 1996; Goldstein T. R., Birmaher B., Axelson D. et al., 2005; Barbe R. P., Williamson D. E., Bridge J. A., 2005; Wasserman G. A., 2006). Assim, de acordo com os resultados de um estudo de T. R. Goldstein (2005), entre 450 crianças com um episódio depressivo importante, um terço das examinadas tinha uma história suicida. O. Shiryaev, A. Neretina, G. Kosheleva (2006), estudando 132 casos de tentativas de suicídio de crianças, identificou perturbações depressivas do humor na maioria da amostra.

A. Schopenhauer, o criador da filosofia pessimista, que se generalizou na Europa a partir da segunda metade do século XIX, disse que aquele que comete suicídio, de facto, quer viver. Está apenas insatisfeito com as condições em que existe. Esta afirmação actualiza essencialmente o problema do diagnóstico precoce e do tratamento das perturbações do humor depressivo entre as crianças.

A maioria dos psiquiatras acredita que as perturbações depressivas são uma componente frequente de muitas doenças mentais, influenciando a sua essência e estrutura, com a identificação precoce da identidade nosológica da doença necessária para determinar o prognóstico e as abordagens terapêuticas (Vrono M. Sh., 1979; Kovalev V. V., 1979; Tiganov A. S., Vidmanova L. N., Platonova T. P.,Suhonsky A. A., 1986; Mosolov S. N., 1995; Panteleeva G. P., 1999; Nissen G., 1972).

Os autores que partilham este ponto de vista, quando estudam a depressão na idade adulta, adolescência, adolescência e infância utilizam a classificação mais tradicional de P. Kielholz (1972), que se baseia no princípio nosológico.

Distingue a depressão orgânica, sintomática, esquizofrénica, cíclica, neurótica e reactiva. Na psiquiatria russa, as abordagens ao estudo da patologia afectiva de adultos e crianças coincidem em grande parte. Em adultos e adolescentes os estados depressivos são descritos na esquizofrenia, incluindo psicoses esquizoafectivas, psicose maníaco-depressiva; perturbações neuróticas, estados reactivos, bem como na estrutura do desenvolvimento da personalidade psicopática (Snezhnevsky A. V., 1968; Tsutsulkovskaya M. J., Panteleeva G. P., 1986; Vertogradova O. P., Voloshin V. M., 1989; Tiganov A. S., 1997; Smulevich A. B., 1997). Os psiquiatras que estudam os estados depressivos na infância e adolescência atribuem as mesmas categorias nosológicas (Vrono M. Sh., 1971; Mamtseva V. N., 1982; Danilova L. Yu., 1986; Kovalev V. V., 1995; Bashina V. M., 1999; Kozlova I. A., 1999), e uma característica distintiva da infância e da idade adulta é uma proporção diferente das suas manifestações clínicas nos grupos nosológicos acima referidos.

O estudo da patologia afectiva neste contexto está repleto de grandes dificuldades, entre as quais se destaca a falta de unidade conceptual na visão da possibilidade destas perturbações em crianças e, consequentemente, a ausência de uma classificação e tipologia clínica correcta unificada que tenha em conta as características comummente encontradas da disontogénese psiquiátrica. Da multiplicidade de interpretações da natureza psicopatológica das perturbações afectivas na infância, podem distinguir-se três principais.

A visão clínico-nosológica aceita a presença da depressão infantil e tenta descrever as suas características psicopatológicas em termos semelhantes aos das perturbações afectivas maduras. Outro grupo de psiquiatras defende uma depressão infantil predominantemente mascarada que é interpretada de forma muito ampla, estendendo-se à enurese, disfunção cognitiva, insucesso escolar, fobias, e outras perturbações. Representantes dos conceitos psicanalíticos das psicoses ou negam a possibilidade de formar depressão precoce devido ao subdesenvolvimento do "superego" nas crianças, ou apontam para a formação de condições uréticas especiais fóbicas, abrangentes, não atribuindo a estas últimas

45

a depressão efectiva (Dmitrieva T.B., Makushkin E.V., Fedina M.A., 2001).

1.4.1 Peculiaridades do curso da síndrome depressiva em crianças com esquizofrenia

Г. Kolotilin (1971) atribuído aos sinais diagnósticos cardeais de depressão na esquizofrenia, para além da monotonia do afecto, da pretensão e da inadequação das acções suicidas, da presença de fantasias ilusórias com elementos de pseudo-alucinações e de ideias de influência. W. Spiel (1961) considerou as características da depressão esquizofrénica como um efeito vazio, a predominância no quadro clínico de apatia, fadiga, letargia, por vezes combinada com confusão e ansiedade.

Um contributo significativo para o estudo da patologia afectiva infantil e adolescente na estrutura das nosologias individuais tem sido dado por psiquiatras domésticos. N.M. Iovchuk (1976, 1981, 1989), estudando nas suas obras perturbações afectivas na esquizofrenia infantil, chega à conclusão, que estas perturbações podem surgir em qualquer período da infância em formas psicopatologicamente peculiares. O autor identifica as seguintes características da depressão endógena em crianças: massividade das perturbações somato-algógicas e comportamentais, mascaramento dos sintomas afectivos; tonalidades multidimensionais do efeito patológico; suavização do ritmo diário do efeito; fragmentação, variabilidade da natureza e grau de intensidade das perturbações; frequência de episódios de agitação psicomotora com intenso efeito atípico e crises somatovegetativas. A dinâmica etária da síndrome depressiva, segundo o investigador, consiste na transição de manifestações somato-vegetativas e pseudo-agressivas predominantes na infância para manifestações predominantemente neuróticas em idade pré-escolar mais jovem, com a adesão de delírios somato-algégicos e rudimentares em idade pré-escolar mais avançada, o seu aumento em combinação com as perturbações maciças ideacionais e abúlicas em idade escolar e na manifestação de ideias depressivas distintas, perturbações comportamentais e características puberais na idade pré-púbere.

B. M. Bashina (1981) desenvolveu uma tipologia de perturbações afectivas em várias formas de esquizofrenia infantil. Assim, na estrutura de ataque como a esquizofrenia com curso pouco progressivo, distinguiram-se 6 tipos de depressão: asténica, simples, mal-humorada (rabugenta), com manifestações sensórias marcadas, com desordens de autoconsciência, agitada. Com base na investigação, o autor conclui que um tipo específico de perturbações afectivas corresponde a diferentes formas de esquizofrenia infantil.

Г. E. Sukhareva (1955) referiu-se à "perda de frescura do efeito vital", aumento da emocionalidade protópica com o aparecimento de ansiedade desmotivada, medo e desaparecimento da simpatia pelos entes queridos como sintomas característicos da esquizofrenia nas suas fases iniciais. Ela apontou a necessidade de detectar perturbações subtis, sobretudo perturbações do pensamento que têm mais valor diagnóstico do que sintomas psicóticos. A. S. Lomachenkov (1971) descreveu perturbações afectivas na esquizofrenia como combinadas com inadequação emocional e mental, dissociação ideatorial-motora, tensão, paradoxalidade, e desmotivação.

С. Д. Ozeretskovsky (1988), que estudou as manifestações iniciais de psicose maníaco-depressiva e esquizofrenia com distúrbios afectivos em adolescentes, apontou a raridade da psicose maníaco-depressiva na puberdade e notou uma série de características da depressão esquizofrénica, que incluía menos do que na depressão ciclotrófica, O autor observou uma série de características específicas da depressão esquizofrénica, incluindo menor grau de queixas somáticas, presença de precursores da psicose esquizofrénica sob a forma de distúrbios psicosensoriais abortivos, estados transitórios de confusão com confusão opressiva de pensamentos, ansiedade desmotivada, experiências despersonalizantes e intrusivas, distúrbios de pensamento com intrusões, interrupções de pensamentos e ressonância. O autor considerou o polimorfismo crescente das apreensões afectivas como a característica mais específica em favor da esquizofrenia. Outras características não peculiares à psicose maníaco-depressiva em adolescentes incluíam o medo e a falta de ideias auto-culpáveis sobre a depressão. G. P. Panteleeva, M. Ya. Tsutsulkovskaya (1986) dá descrições de depressões de humor disfórico apagadas no estado inicial de esquizofrenia maligna, depressões prolongadas "estúpidas", dinâmicas e polimórficas agudas ansiosas dentro de um ataque manifesto em esquizofrenia circular e esquubóide, bem como estados polimórficos prolongados com predominância de perturbações predominantemente puberais (dismorfóbicos, despersonalizantes, heboidais, supersensíveis). As variantes de depressões mascaradas na esquizofrenia infantil são de particular importância nas clínicas pediátricas. I. N. Tatarova (1985), O. D. Sosyukalo (1984) e A. A. Severny (1992) descrevem como "máscaras" casos de hipertermia, perturbações vegetovasculares e perturbações comportamentais.

A divisão em tipos de estados depressivos entre crianças proposta por N.M. Iovchuk, A.A. Severny (1999) baseia-se na definição de uma desordem principal que domina sobre outros sintomas depressivos e não desaparece durante períodos do seu enfraquecimento temporário: o carácter do humor dominante, e na ausência da sua diferenciação e estabilidade - desordens ideacionais, motoras ou somatovegetativas. Tendo em conta as peculiaridades do quadro clínico, foram descritas 14 variantes de depressão na infância.

1. A depressão simples caracteriza-se por um humor indiferenciado, dominado pela tristeza e o luto, acompanhado por uma baixa auto-estima e uma avaliação pessimista do presente e do futuro, sem atrasos motores ou ideológicos significativos.

2. A depressão mórbida é caracterizada por uma combinação de efeito melancólico com retardamento ideacional e motor, delírios depressivos de auto culpa e autodepreciação.

3. A depressão ansiosa é tipificada por sentimentos de tensão interior, inquietação, e ansiedade irracional e incontida, em que por vezes se notam receios ansiosos de natureza específica.

4. O temível estado depressivo prossegue com o efeito predominante do medo. O medo no fundo da depressão age como uma desordem característica da infância, uma forma de resposta universal que se manifesta de forma exagerada e

dá à depressão como um todo uma conotação de medo.

5. A forma lacrimosa do estado depressivo caracteriza-se por chorar profusamente, surgindo por qualquer razão insignificante ou sem razão. O choro é caracterizado por choro quase constante, choradeira, disposição ou prontidão para chorar, com ocasionais soluços prolongados, lamentos e choro. Ao mesmo tempo, não há ou não pode ser expressa pela criança pequena. O lacrimejamento é combinado com perturbações do sono, perda do apetite, queixas de tédio e sensações ou dores corporais desagradáveis em várias partes do corpo.

6. A depressão disfórica caracteriza-se pela prevalência de um efeito atípico de raiva com insatisfação com o ambiente   ,
irritabilidade, temperamento curto, levando por vezes a explosões de raiva e agressão com desejo de destruição.

7. A depressão estuporótica caracteriza-se por um atraso extremo motor e ideacional, chegando por vezes a um estado de imobilidade completa com fraqueza ou falta de resposta ao ambiente, cessação do contacto verbal, recusa de alimentos e uma suspensão temporária ou mesmo regressão de comportamento e capacidades. As perturbações afectivas reais nestes casos são sobretudo ansiedade ou medo, cuja presença se torna evidente quando as perturbações de estupor se alternam com a agitação psicomotora ou apenas após o contacto com o doente quando o estado depressivo diminui.

8. A depressão com perturbações do tipo psicopata é considerada como um estado depressivo em que as perturbações imitam a patologia do carácter (rudeza, insolência, raiva, agressividade, oposicionismo, hiperexcitabilidade, despotismo, histeroidismo, etc.).), aparecem em conjunto com distúrbios comportamentais: absentismo, recusa de frequentar a escola, luta, comportamento anti-disciplinar, abandono, vagabundagem, uso de substâncias, relações sexuais precoces, e por vezes comportamento criminoso. As perturbações comportamentais, que são extremamente comuns durante a depressão em crianças e adolescentes pré-púberes e a mascaram, variam desde comportamentos antidisciplinares elementares a formas graves de comportamento desviante.

9.   A depressão adinâmica é um estado depressivo em que os distúrbios energéticos vêm à tona: diminuição dos impulsos, impotência, letargia, preguiça, fraqueza de resposta emocional com um sentido subjectivamente fraco de humor reduzido. Nos casos mais leves, a depressão dinâmica limita-se a queixas de constante cansaço, fadiga, falta de vontade de se envolver em actividades e mesmo de brincar, o desvanecimento dos interesses. A depressão adinâmica é acompanhada de lentidão e inactividade, embora o atraso ideológico e motor esteja ausente ou seja mínimo.

10.   Fadiga, exaustão, irritabilidade e hiperaestesia (intolerância à luz brilhante, sons altos) estão em primeiro plano em depressão de tipo asténico, devido ao qual o estado depressivo tem uma certa semelhança com a síndrome de asténico. Em depressão asténica, os pacientes queixam-se principalmente de letargia, fraqueza, fadiga, intolerância às aulas, ruído, luz brilhante, ressentimento, lacrimejamento, dores de cabeça, peso em todo o corpo, sensações corporais desagradáveis, mal-estar geral, perda de memória. Fadiga, fadiga, memória deficiente e concentração não são, contudo, verdadeiramente asténicos, aparecendo já no início do trabalho e sendo substituídos por um aumento da capacidade de trabalho no final do dia.

11.   A depressão estúpida é uma condição depressiva em que a letargia ideatorial predomina na ausência ou fraca expressão de inibição na esfera das capacidades motoras e o humor deprimido é apagado. Crianças em idade escolar com este tipo de depressão têm uma queda acentuada na aprendizagem, associada a uma perda da capacidade de percepção de novas informações, um sentimento subjectivo de perda de memória, dificuldades na reprodução de novo material e concentração de atenção. Ao carácter expresso e prolongado da depressão estúpida existe a chamada pseudo-deficiência depressiva que imita a oligophrenia. Contra este pano de fundo, há ideias ligeiramente expressas de inadequação, autodepreciação, ideias sensibilizadas de atitude, medo da escola, por vezes com recusa total de a frequentar, acompanhadas de episódios de choro, reacções histéricas ou episódios disfóricos com raiva, agressão e tendências destrutivas.

12. A depressão anestésica é um estado depressivo que ocorre com predominância da anestesia psíquica dolorosa - anestesia mental, uma sensação de insensibilidade dolorosa, caracterizada pela perda de sentimentos, incluindo o amor pelos entes queridos, alegria, tristeza, horror, desaparecimento da possibilidade de empatia, compaixão, ressonância emocional, acompanhada de uma experiência excruciante da sua mudança emocional. A depressão anestésica ocorre com pouca frequência e apenas a partir da adolescência, tem um carácter prolongado e na maioria das vezes prossegue com pouca ou nenhuma componente dolorosa da anestesia mental.

13. A depressãoomatizada é um complexo sintomático depressivo no qual alguns sintomas somatovegetativos pouco sintomáticos ou polimórficos que imitam a patologia somática primária, mascarando, escondendo manifestações depressivas reais, que, no entanto, estão sempre presentes e podem ser detectados.

14. "Falha asténica juvenil" - a desordem fundamental nestes casos é uma incapacidade de concentrar pensamentos, uma distractibilidade não relacionada com circunstâncias externas e ao mesmo tempo não causada pela presença de pensamento dominante que desloca a percepção e assimilação reais. Esta desordem é involuntária e incontrolável, com pensamentos estranhos por vezes vistos como intrusões violentas. O próximo sintoma mais comum de uma desordem ideacional é a dificuldade em compreender o seu significado. Ouvindo ou lendo, o adolescente compreende apenas palavras individuais, frases, mas não consegue compreender a sua relação lógica e, consequentemente, compreender o todo, ou seja, existe uma violação de síntese cognitiva superior. Menos comuns são "pequenos automatismos ideacionais" tais como "recorte" de pensamentos, "desligamento" de pensamentos, pensamentos paralelos, caóticos e entrelaçados até uma completa incapacidade de comunicar verbalmente.

1.4.2. Síndrome depressiva em crianças com perturbações neuróticas

Falando de patologia afectiva de crianças e adolescentes, é impossível ignorar o grupo de perturbações psicogénicas em que a depressão estrutural é uma manifestação clínica bastante frequente. T.B. Dmitrieva (1980, 1981), estudando a depressão psicogénica em adolescentes, marcou a originalidade das manifestações afectivas durante a puberdade: intensidade significativa das perturbações vegetovasculares e neuróticas, nível neurótico de desorganização da actividade mental, atipicidade dos sintomas depressivos propriamente ditos, inclusão no quadro clínico de reacções comportamentais específicas de adolescentes. H. Remschmidt et al. (1973) e Ch. Eggers (1980, 1981) diferenciam a depressão reactiva da depressão neurótica em crianças. A depressão reactiva é extremamente frequente na infância, ocorre com uma diminuição do tónus vital geral, distúrbios do sono, apetite, paroxismos de ansiedade e é causada por traumas mentais agudos, afastamento da família ou violação da relação entre a criança e os seus pais. A depressão neurótica, causada por uma situação de conflito crónico, é expressa em "síndrome de impotência crónica (ou abandono)" com crises de choro, agitação, abstinência, distúrbios do sono, anorexia, enurese, encopresis. A depressão reactiva mais delineada nos adolescentes é descrita por psiquiatras forenses (Natalevich E.S., Koroleva V.D. et al., 1982).

Da variedade existente de variantes clínicas de depressão reactiva na prática psiquiátrica, os autores distinguem o seguinte nos adolescentes: asténico, ansioso, disfórico, histérico, e hipocondríaco. No âmbito das depressões psicogénicas da R. infância. Spitz (1946) descreve a "depressão anaclítica" que se desenvolve em bebés como resultado do seu isolamento da sua mãe. V.A. Gurieva (1996) observou em crianças durante o período de 2,5-5 anos de idade casos bastante frequentes da chamada depressão de irmãos que surgiram após o nascimento da segunda criança. O autor observou que era especialmente pronunciado em crianças que eram criadas como "ídolos da família", "mimadas" ou caracterizadas por anormalidade de personalidade.

Com base nas características clínicas e psicopatológicas com base nas manifestações afectivas de hipotermia que acompanham, Y.F. Antropov (2001) atribuiu as seguintes variantes tipológicas de depressão neurótica. 1. A variante ansiosa com humor diminuído, ansiedade, sensação de tensão interna, por vezes com incapacidade de realizar uma actividade intencional. As crianças estão inquietas, com actividade motora caótica, com ansiedade sobre a vida, medo da morte, medo pela vida de parentes próximos. 2. A variante asténica é caracterizada pela letargia, baixa actividade, fadiga, falta de vontade de fazer qualquer coisa, aumento da fatigabilidade e intolerância da tensão mental. 3. A variante de astenia-ansiedade da depressão neurótica refere-se a variantes polimórficas que incluem outras (astenia, ansiedade) juntamente com a hipotímia, manifestações afectivas não expressas. Esta variante inclui, juntamente com o efeito não expresso de anseio, asténico, ansioso e manifestações vegetoviscerais. 4. A variante ansioso-tosíquico tem pronunciado ansiedade e melancolia em combinação com distúrbios vegetoviscerais e distúrbios histéricos e hipocondríacos rudimentares.

1.4.3. Síndrome depressiva em crianças com retardamento mental

As psicoses episódicas e recorrentes na oligophrenia são descritas por muitos autores nacionais (Felinskaya N. I., 1950; Freyerov O. E., 1964; Kovalev V. V., 1995) e estrangeiros (Ellis N. R., 1982; Bortnick-Duffy S. A., 1990). A maioria dos autores considera estas psicoses como específicas para os deficientes mentais. O seu quadro clínico e o seu curso diferem de outras formas de doenças mentais (esquizofrenia, psicose circular, psicoses exógenas) que se podem desenvolver com base no retardamento mental. As psicoses deste grupo foram descritas por vários autores sob diferentes nomes: "psicoses em oligofrénicas", "psicoses em atraso", "psicoses amorfas", etc. A sua ocorrência na idade pubertal e adolescente é enfatizada (G. E. Sukhareva, 1965, O. D. Sosyukalo, 1966).

A etiologia e patogénese das psicoses em oligofenicos ainda não são suficientemente claras. Assume-se o papel das perturbações vasculares e liquórico-dinâmicas. A ocorrência de psicoses durante a fase de transição do desenvolvimento, mais frequentemente durante a puberdade, sugere um papel patogénico de uma crise pubertária disarmónica. Embora as psicoses comecem frequentemente devido à influência de factores externos (psicogénicos ou exógenos-orgânicos), nem sempre é possível notar sintomas típicos de psicoses psicogénicas ou infecciosas no quadro clínico da doença. Os mecanismos patogenéticos específicos de uma determinada forma podem também desempenhar um certo papel no desenvolvimento de psicoses. Observa-se um aumento da incidência de psicoses com subsequente regressão das funções mentais em adultos e adolescentes com doença de Down (Burelov E.A., 1980; Gurieva V.A., 1995, 1996).

A manifestação da psicose em oligofenicos é atípica tanto na clínica como no curso. A principal sintomatologia da oligophrenia é claramente revelada tanto no conteúdo das experiências psicóticas, como numa certa especificidade das próprias síndromes psicopatológicas. É caracterizada pela pobreza, manifestações psicopatológicas elementares. Em muitos pacientes em estrutura clínica de psicose somatoneurológica os sinais são marcados: dor de cabeça, tonturas, distúrbios do sono, fadiga aguda e exaustão, alteração dos níveis de consciência acordada.

Uma característica comum das psicoses em oligofrénicas é a sua natureza episódica. No final da psicose, o estado do paciente regressa normalmente ao estado inicial. Em alguns casos, há um curso de recaída com uma clara alternância de estados psicóticos com recuperação completa. Um ataque dura 1-2 semanas. Os intervalos mais leves entre ataques psicóticos duram geralmente entre 2 a 3 a 4 semanas. Entre ataques há manifestações asténicas com dores de cabeça, aumento da excitabilidade e irritabilidade, hipertensão.

Psicoses com predominância de perturbações afectivas mais frequentemente presentes sob a forma de estados disfóricos e depressivos. As psicoses disfóricas manifestam-se por perturbações do humor de uma melancolia, irritabilidade e uma propensão para acções agressivas. Durante estes períodos, os pacientes são tensos, negativistas e muitas vezes sentem medo e ansiedade. Dores de cabeça graves, tonturas e distúrbios do sono são notados. Na condição disfórica expressa pode ser observada a perturbação da consciência a curto prazo por tipo de crepúsculo com a subsequente amnésia deste período (I. N. Vvedensky, 1940; Beier D. C., 1964; Ellis N. R., 1982).

Os estados depressivos são geralmente superficiais, caracterizam-se por um humor monótono com um tom disfórico ou dissímico. Muitas vezes os episódios depressivos são acompanhados de ansiedade, medos e medos indiferenciados, confusão. A parte dos adolescentes com defeitos intelectuais pouco profundos revela ideias instáveis e não formadas de tratamento e de auto-responsabilização: tais pacientes consideram-se "maus", "tolos", parece-lhes, que as pessoas olham para eles, "querem pôr um mau-olhado", por vezes é possível um comportamento suicida (Freierov O.E., 1964; Suhareva G.E., 1965; Gorinov V.V., 1986; Dzeruzhinskaya N. A., 1994; Berezantsev A. Yu., 1991; Gurieva V.A., 1996). A abundância de expressões hipocondríacas e senestopathies é característica. As queixas hipocondríacas dos pacientes caracterizam-se por polimorfismo, variabilidade, flutuações de intensidade e sensações patológicas. O seu conteúdo é simples, primitivo, concreto, muitas vezes acompanhado pela procura de ajuda de outros, sem interpretação ilusória de sensações patológicas. As queixas são apresentadas pelos pacientes sob a forma de apego irritante, lamentações (Vvedensky I. N., 1940; Petrov L. A., 1960; Gorinov V. V., 1989; Kovalev V. V., 1995).

1.4.4. Peculiaridades do curso da síndrome depressiva em crianças com o pano de fundo de de lesões orgânicas residuais do sistema nervoso central

Fazendo uma analogia entre depressão "crónica" e síndrome hipercinética em crianças, H. Stadeli (1978) sugeriu que a disfunção cerebral mínima está subjacente a estas duas perturbações. A associação da depressão na infância com disfunção cerebral mínima (DMM) é também notada por W. Schmitz (1972) E. Puzynska, M. Mazurzak (1978), D. A. Waller, J. A. Ruch (1983), I. Kolvin et al. (1984) consideram a MMD como um substrato necessário da depressão e rejeitam a depressão de outra génese na infância. C. J. Kestenbaum (1979) sugere que a DMM leva ao desenvolvimento precoce de fases afectivas e que a psicose maníaco-depressiva em adultos é da mesma natureza mas menos óbvia, e vê uma predisposição genética em famílias com psicose maníaco-depressiva na herança da DMM.

De acordo com G. Gollnitz (1972), estados depressivos em crianças não têm relação directa com a insuficiência cerebral, mas têm-na indirectamente sob a forma de depressão secundária reactiva. De acordo com R. Corboz (1972), a depressão em crianças com síndrome psico-orgânica é rara e é uma reacção a dificuldades de aprendizagem, abuso parental. As crianças com uma estrutura mental particularmente diferenciada e alta inteligência são significativamente mais susceptíveis de apresentar reacções depressivas do que as crianças com insuficiência cerebral.

No entanto, existem agora provas de que as lesões fetais, traumas de nascimento e outras lesões que resultam em síndrome psíquico orgânico também têm um risco mais elevado de desenvolver perturbações depressivas (Gillberg K., Hellgren L., 2004). Os estados depressivo-disítmicos semelhantes aos da neurose são perturbações do nível neurótico de resposta que surgem em ligação com distúrbios cerebrais que são causados por distúrbios cerebrais residuais-orgânicos. Estes estados, segundo V.S. Aleshko (1970), V.V. Kovalev (1995), têm diferenças de idade. Em crianças em idade pré-escolar e em idade escolar mais jovem, o humor rebaixado é combinado com capricho, propensão para o choro monótono, muitas vezes com medos vagos. Na idade da escola secundária há um efeito depressivo mais pronunciado combinado com ansiedade, medos hipocondríacos, irritabilidade e insatisfação. Os adolescentes ocasionalmente têm pensamentos sobre a sua própria inutilidade, inutilidade de vida. Muito frequentemente, especialmente com consequências de infecções cerebrais, as condições depressivo-disítmicas são acompanhadas de distúrbios episódicos de síntese sensorial. Existem várias doenças vegetativas (hiperidrose, ausência de apetite, doenças vasoautonómicas), distúrbios do sono. Sob a forma de perturbações episódicas em combinação com outras perturbações semelhantes à neurose, as perturbações depressivo-disítmicas ocorrem com bastante frequência (V. V. Kovalev, 1995).

CAPÍTULO II.
ONTOGÉNESE DE SINTOMAS DEPRESSIVOS NA INFÂNCIA

As diferentes idades da criança têm um significado diferente para o aparecimento de várias perturbações mentais, mas o período de desenvolvimento psicobiológico, que é a infância, é o mais vulnerável a este respeito. O desenvolvimento mental nas crianças em geral ocorre de forma desigual, mas em certos períodos também se torna desarmonioso, quando a formação de algumas funções fica atrás de outras ou, pelo contrário, ultrapassa-as (V. A. Gurieva, T. B. Dmitrieva, E. V. Makushkin et al., 2007). De acordo com V.A. Gurieva (2001), na psiquiatria infantil-adolescente a ideia sobre a dinâmica adquire um significado especial. Aqui estamos a falar não só da formação clínica deste ou daquele estado patológico, mas também do facto de qualquer doença mental ocorrer no contexto de um estado psicobiológico contínuo que, por um lado, é perturbado sob a influência do processo da doença (Osipova E.A., 1940) e, por outro, determina os recursos da psique respondente, influenciando o desenho clínico do estado psicopatológico. A descoberta de claras regularidades clínicas e específicas da idade no aparecimento e desenvolvimento de doenças mentais e estados patológicos, bem como de problemas sociais característicos de cada idade, determinou a separação de duas disciplinas: a psiquiatria infantil e a psiquiatria adolescente. Foi substanciado há cerca de 130 anos por G. Maudsley (1870) "a ideia de desenvolvimento", que formou a base da "psicologia do desenvolvimento", "psiquiatria do desenvolvimento" e "ontogénese".

Ontogénese é entendida como um processo de desenvolvimento individual de um organismo, que é um conjunto de transformações morfológicas, fisiológicas e metabólicas regulares, inter-relacionadas e consistentes no corpo desde o momento do seu isolamento como indivíduo (nos humanos desde a fusão das células germinativas dos pais) até à morte. A ontogénese é dividida em períodos embrionários (germinais, perinatais), que duram desde a fertilização até ao nascimento (em humanos é dividida em períodos embrionários propriamente ditos - as primeiras 7 semanas de desenvolvimento, e fetal, terminando com o parto) e pós-ventembriónicos (pós-parto). De acordo com a lei biogenética unificada (Haeckel E., 1866), a ontogénese é uma breve e concisa repetição da filogenese - o processo de desenvolvimento histórico de tipos individuais, classes, famílias, géneros, espécies de organismos vivos.

A influência da ontogénese nas perturbações mentais é multidimensional. Em primeiro lugar, praticamente todos os sintomas psicopatológicos, síndromes e doenças em diferentes períodos de idade (adolescência, idade adulta e velhice) procedem de forma diferente, e nisto é conveniente separar a psiquiatria infantil, a psiquiatria adolescente e a gerontopsia em blocos separados. Por exemplo, as síndromes asténicas e depressivas, hipocondríacas e paranóicas, sem perderem a sua essência fenomenológica básica, manifestar-se-ão de forma muito diferente e terão as suas próprias especificidades em diferentes fases de ontogénese.

Em segundo lugar, embora ainda não exista informação completa sobre o papel do factor idade, existem estudos que mostram que em diferentes fases da ontogénese vários factores e situações de stress têm um efeito psicotrópico, e aqueles que não têm um efeito psicotrópico numa determinada fase da ontogénese, podem tornar-se patogénicos ou sanogénicos na fase seguinte (V.V. Semke, 1989; N.A. Smulevich, 1989). Para as crianças, por exemplo, os principais factores psicogénicos da neuroticização são perturbações das relações familiares, influências desfavoráveis dos pais, diminuição da necessidade de ser, necessidade de se expressar, necessidade de apoio, amor e reconhecimento, castigos imerecidos, divórcio dos pais, etc. (Zakharov A. I., 1982).

A súbita rejeição emocional por parte de familiares a quem o adolescente tem grande afecto ou a notícia de que é uma criança adoptada (Lichko A.E., 1985) é especialmente difícil de suportar. Na idade jovem e média, os conflitos familiares, domésticos e de serviço, o medo pela vida e pelo bem-estar físico e os problemas sexuais vêm à tona. As psicogenias de idade tardia apresentam um quadro diferente. Na maioria das vezes, o factor psicologicamente traumático é a doença e morte de pessoas próximas, o medo da própria doença e morte, o medo de envelhecer e de ir para a reforma. Estas razões são tão generalizadas que existem mesmo termos como "doença da pensão", "falência da pensão" (Averbukh E.S., Teleshevskaya M.E., 1976).

Em terceiro lugar, nota-se que algumas síndromes têm um certo tropismo etário. Apesar da semelhança das influências psicotraumáticas, a personalidade reage a elas de forma diferente e com sintomatologia diferente, dependendo do estádio de ontogénese em que se encontra. E no próprio processo de ontogénese, é possível observar uma transformação da sintomatologia na mesma pessoa sob a influência da mesma situação psicotraumática quando se realiza um estudo longitudinal.

A investigação dos principais gerontologistas do nosso país (Averbuch E. S., Teleshevskaya M. E., 1976; Semke V. V., Odarchenko S. S., 2006) mostrou que as imagens neuróticas em idade tardia, em particular a neurastenia, são caracterizadas por uma menor dinâmica, motley e sintomatologia diversa. As neuroses histéricas são observadas cada vez com menos frequência com a idade. São deslocados por sintomas asténicos, neurasténicos, combinados com sintomas ansiosos-fóbicos, depressivos e hipocondríacos. Pesquisas recentes sobre características específicas da idade das neuroses e síndromes neuróticas (Grineva I. M., Hoholeva A. A., 1989) demonstraram que os sintomas obsessivo-fóbicos e hipocondríacos são mais típicos de pacientes com início precoce da doença (até aos 20-25 anos de idade), enquanto que para pacientes com início tardio (após os 25 anos de idade) os sintomas asténicos e depressivos são típicos. Assim, um esquema multidimensional único do impacto do psicotráumatismo

факторов на личность, представленная В. Я. Семке (2006) и характеризующая непрерывное и взаимосвязанное патогенетическое влияние на индивид в процессе его жизненного пути (рис. 1).

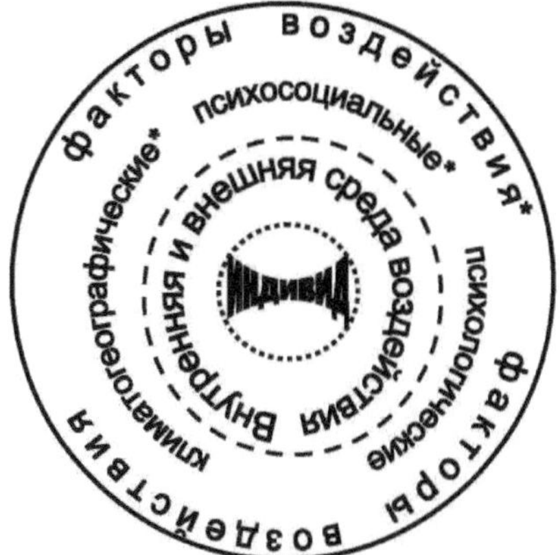

Рис. 1. Факторы патогенетического и саногетического
влияния на личность человека в процессе онтогенеза

Generalização dos dados de vários autores (Vygotsky L. S., 1960; Sukhareva G. E., 1974; Garbuzov V. I., 1980; Lichko A. E., 1985; Serdyukovskaya G. N., 1985; Buhler Ch., 1931; Gessel A., 1956; Desunis G., 1962), que estudou o desenvolvimento mental da criança nas fases iniciais da ontogénese, podem ser distinguidas as seguintes fases de importância primária no desenvolvimento da criança.

No primeiro ano de vida, a criança concentra-se na redução do stress psico-fisiológico associado às necessidades primárias. Existe uma gama limitada de sugestões (necessidades) positivas e negativas que devem ser satisfeitas por ele: fome, dor, necessidades necessárias, sono. Cada uma destas necessidades é absolutamente vital e não pode ser insatisfeita. Já na 3ª-5ª semana de vida, há uma necessidade de contacto social, mas primeiro com a pessoa que torna possível a sobrevivência. No 3° mês, há animação psicomotora e reconhecimento da mãe ou de várias pessoas mais frequentemente no campo de visão da criança. Ao mesmo tempo, a necessidade de aumento dos contactos emocionais e sociais (Serdyukovskaya G.N., 1985). Se até à idade de 2 anos prevalecer o desenvolvimento motor, o período subsequente é caracterizado por um rápido desenvolvimento cognitivo e melhoria da fala.

A idade de 3 a 4 anos é um dos períodos de desenvolvimento mais importantes e é crítica (a primeira crise etária). Neste período de idade, a criança torna-se caprichosa, irritável, vulnerável, desobediente, demasiado fatigada, irritável, teimosa, protestando contra a autoridade dos adultos, propensa a rupturas psicogénicas. O desconforto interno, a tensão, a elevada sensibilidade à privação que causa frustração (Bozholevich L.I.,

1978) também são notados.

A importância da importância do "Eu sou sistema" (Eu sou!) desenvolvido por esta era - auto-consciência, auto-estima, desejo de aprovação da actividade é enfatizada. Se a crise for acompanhada destas características na íntegra, já pode ser designada como condição pré-neurotica (Desunis G., 1962). As primeiras manifestações neuróticas nesta idade são externamente reveladas por reacções comportamentais (protesto, recusa). Assim, aos 3-4 anos de idade, a criança tem, embora uma pequena, mas apreciável bagagem de capacidades cognitivas, experiência social, necessidades e desejos realizados e inconscientes, tem auto-estima, confiança (ou incerteza) sobre o futuro, e dificuldades de comunicação. O significado desta crise é confirmado pelos dados reais, I.A. Shashkov (1983) revelou, que durante este período, a frequência das perturbações psicogénicas é três vezes maior do que nos anos seguintes.

A crise da segunda idade (5-7 anos) é caracterizada por um maior envolvimento de causas sociais e psicológicas, para além de factores biológicos, na sua ocorrência. Nesta idade formam-se os alicerces da personalidade. "Perder os anos da infância até 5,5 anos de educação significa destruir a fundação do passado" (Garbuzov V. I., 1980). Com o desenvolvimento normal aos 5-7 anos de idade, já surge a sua própria posição interna, atitudes psicológicas, uma compreensão consciente do seu lugar, papel na família ou outro microambiente.

Ao mesmo tempo, a fragilidade do sistema nervoso, a instabilidade do equilíbrio mental, a prontidão para a reacção patológica é claramente demonstrada nesta crise etária. Nesta idade, a obrigação de estudar, ir à escola torna-se uma necessidade (Serdyukovskaya G. N., 1985). L.I. Bozholevich (1979) revelou uma regularidade importante - as dificuldades na criança revelam-se maiores, se ela entrar na escola com mais de 7 anos de idade. Durante a crise da segunda idade, a base das reacções neuróticas elementares é uma propensão para a fadiga e astenização psicossomática (perturbações do sono, apetite, tonturas, diminuição da capacidade de trabalho, fadiga, tendência para o medo, etc.). A consciência social é formada muito rapidamente ao entrar na escola (atitude para com os outros, para consigo próprio, para com a aprendizagem, sucessos e fracassos, experimentando-os e superando-os).

No seu tempo, L. S. Vygotsky (1960) concluiu que o conteúdo principal do desenvolvimento mental da criança é uma mudança na estrutura funcional da consciência, cuja essência é que em cada fase da ontogénese existem diferentes ligações nervosas, uma diferente prontidão para a percepção de novas experiências mentais. Ao mesmo tempo, em cada fase seguinte, um ou outro processo mental começa gradualmente a adquirir significado. Assim, na idade escolar mais jovem é o desenvolvimento do pensamento, que determina mudanças em todos os outros processos mentais.

A crise da terceira idade é a mais longa (12-18 anos), mais pronunciada, mais complexa, e mais importante para compreender a natureza específica da idade das perturbações mentais. Esta crise é chamada a "transição" da infância para a idade adulta, um período de turbulento conflito interno e externo. Ch. Buhler (1931) dividiu a crise puberal em duas fases - negativa (12-14 anos de idade) e positiva (15-18 anos de idade). Os limites etários do nosso estudo captam a fase "negativa" da crise pubertária - o período de maior mudança na personalidade da criança na transição para a adolescência. A natureza crítica do desenvolvimento durante este período é explicada pela formação incompleta de vários órgãos e sistemas, bem como pelo aumento da reactividade, o que causa uma sensibilidade extrema aos psicotrassomas.

É de notar que a crise pubertária não é um estado estático amorfo, mas um estado puramente dinâmico; um processo de adolescência que tem fases e conteúdo. Dos dois principais processos de maturação (fisiológico e psicológico) formam o conteúdo principal da puberdade. Estes processos são considerados em estreita unidade dinâmica, embora cada um deles mantenha uma certa autonomia e irregularidade na forma, função, significado clínico e social. A maturação fisiológica inclui, juntamente com a metamorfose sexual, maturação do sistema nervoso central, formação da homeostase biológica e fisiológica, o sistema "hipotálamo - hipófise - córtex adrenal - glândulas sexuais", regulação neuro-humoral.

O desenvolvimento psicológico termina após a puberdade e o desenvolvimento social completa o processo de maturação como um todo. O comportamento psicológico das crianças na fase de crise puberal é caracterizado por características tais como ansiedade, agitação, impulsividade, negativismo, conflito, inconsistência de sentimentos, agressividade, tendência para mudanças de humor súbitas, melancolia (Buhler Ch, 1931; Gessel A., 1956) Sensibilidade - sensibilidade à avaliação por outros da aparência, força, capacidades, habilidades em combinação com auto-confiança excessiva, crítica excessiva, desrespeito pelos julgamentos dos adultos (A.E. Lichko, 1985; Gessel A., 1956), uma combinação de sensibilidade com insensibilidade espantosa, timidez dolorosa com impudência, reconhecimento avidoso com auto-confiança, rejeição das regras aceites com deificação de quaisquer ídolos, fantasia sensual com sabedoria seca (G. E. Sukhareva, 1974; A. E. Lichko, 1985); luta por generalizações filosóficas, inconsistência interna da psique, incerteza do nível das pretensões, inclinação para posições extremas (Levin K., 1960), egocentrismo do pensamento adolescente, propensão para a teorização (Piaget J., 1967), aspiração à libertação da independência infantil (Sparanger E., 1925), prontidão oposta, maximalismo nas estimativas, intolerância à tutela, variedade de experiências (Lebedinskaya K. S., 1969, 1974).

2.1 Peculiaridades da disontogénese de crianças com sintomas depressivos

A doutrina do fundamento patológico na psiquiatria infantil está intimamente relacionada com o conceito de disontogénese (G. E. Sukhareva, 1959). A inclusão da disontogénese no conceito de "terreno patológico" constitui a especificidade da patologia psiquiátrica específica da idade. Como é sabido, na psiquiatria "adulta" este conceito é raramente utilizado e apenas em relação a períodos críticos da idade (involuntário, senil).

A disontogénese não é nem uma síndrome nem uma forma nosológica, mas refere-se amplamente à perturbação, distorção do desenvolvimento ontogenético como resultado de vários factores prejudiciais - desde lesões genéticas, lesões estruturais brutas iniciais do cérebro e consequências de doenças mentais crónicas até atrasos funcionais e assincronia do desenvolvimento de origem psicogénica ou social. Na sua essência, é uma perturbação do desenvolvimento com um defeito mental ou uma anomalia de desenvolvimento que se manifesta de forma independente ou faz parte da estrutura de formas clínicas mais complexas.

A disontogénese é uma violação temporária ou persistente da ontogénese, o surgimento de vários tipos de mudanças patológicas no desenvolvimento a nível do órgão, sistémico, organísmico e/ou mental. Neste último caso, falamos de "disontogénese mental". Pode manifestar-se como aceleração geral ou parcial (aceleração do desenvolvimento), retardamento (atraso), assincronia (uma combinação de aceleração do desenvolvimento de algumas funções, sistemas ou componentes da personalidade e atraso do desenvolvimento de outras), regressão (renascimento de formas de reacção e funcionamento normal para uma idade mais precoce, mas arcaica para a idade actual da criança). O termo "disontogénese" (do grego "dis" - desvio da norma, "ontos" - ser, e "génese" - desenvolvimento) foi usado pela primeira vez por J. Schwalbe em 1927 para denotar desvios da formação intra-uterina das estruturas corporais em relação ao curso normal de desenvolvimento. Na defectologia doméstica, estas condições são combinadas num grupo de perturbações de desenvolvimento (desvios).

Nas investigações modernas no campo da psiquiatria infantil e juvenil

(Isaev D.N., 1982; Gurieva V.A., Semke V.Y., Gindikin V.Y., 1994, etc.), os trabalhos dos psicólogos (Lebedinsky V.V., 1985) formaram a posição de que a compreensão das regularidades etárias das perturbações mentais e o seu diagnóstico em crianças e adolescentes é impossível sem uma representação clara sobre as correlações entre as perturbações clínicas e de desenvolvimento mental - disontogénese. Esta posição reflecte-se também numa série de documentos de consenso internacional ("The Beijing Rules", 1985; "UN Convention on the Rights of the Child", 1989).

O factor idade, de acordo com V. V. Kovalev (1969), é um dos mais importantes e específicos para as doenças mentais em crianças, e nos estados limítrofes tem o papel patogénico principal. Com base na teoria biogenética de uma fase de desenvolvimento individual, V. V. Kovalev (1969, 1973) sugere que a base patogénica dos fenómenos mentais predominantes em vários períodos etários da infância é feita pelo mecanismo de alternar qualitativamente diferentes níveis de reacções neuropsicológicas patológicas a esses ou outros danos. O autor atribui quatro níveis etários básicos: 1) somatovetegetativo (0-3 anos); 2) psicomotor (4-10 anos); 3) afectivo (7-12 anos); 4) emocional-ideal (12-16 anos).

Ontogeneticamente mais cedo está o nível somato-vegetativo, que é caracterizado por diferentes variantes da síndrome neuropática (aumento da excitabilidade geral e vegetativa, tendência para distúrbios de digestão, alimentação, sono, habilidades de asseio, etc.). Nos seus trabalhos e apresentações recentes, V.V. Kovalev (1995) já definiu este nível como "somato-vegetativo-instintivo", enfatizando assim a relevância da participação dos mecanismos, tipos e padrões de comportamento inatos nas reacções neuropsicológicas de crianças pequenas. O contexto uniforme dos mecanismos neuropáticos e etológicos é traçado na patogénese das perturbações psicossomáticas e das acções patológicas habituais em crianças e adolescentes (Y. F. Antropov, Y. S. Shevchenko, 1999).

O autor considera as manifestações da síndrome hiperdinâmica, distúrbios motores sistémicos neuróticos e neuróticos - mutismo, gaguez, tiques, etc. como sendo o nível de reacção psicomotora. De acordo com os dados da fisiologia e morfologia da idade, na idade de aproximadamente 6 a 12 anos (o período da idade pré-escolar e do ensino primário) ocorre a diferenciação mais intensiva das funções do analisador motor (A. A. Volokhov, 1965). Aos 7 anos de idade, o núcleo da parte cortical do analisador motor adquire uma estrutura citoarquitectónica semelhante à desta área do córtex adulto.

O nível afectivo das reacções neuropsicológicas (V.V. Kovalev, 1973) é caracterizado por síndromes de medos psicopatologicamente diferenciados, síndromes da excitabilidade afectiva elevada, carreiras e vagabundagem, que se sobrepõem às anteriores, mas se deslocam para uma idade mais avançada. Embora estas manifestações possam ser observadas mais cedo (por exemplo, medos), mas foi aos 6-7 anos de idade que adquiriram uma delineação psicopatológica. Está também ligado ao início da formação da autoconsciência até ao fim do período pré-escolar e com o aparecimento da capacidade elementar da criança para auto-avaliar experiências subjectivas (Elkonin D.B., 1960).

Nos períodos pré-puberais e puberais, é evidente um nível de resposta emocional-ideal, cuja principal característica é o aparecimento de formações supercríticas. Se também no caso de normal

No caso de ontogénese perturbada, caracterizada por atraso geral ou parcial, aceleração, assincronia ou regressão, várias combinações atípicas de "oportuna",

"acelerada" e "arcaica".

mecanismos de adaptação, que determinam a ocorrência de fenómenos disontogénicos específicos da infância.

Inicialmente, o termo "disontogenia" referia-se a desvios no desenvolvimento intra-uterino do organismo. Posteriormente, o termo tornou-se mais inclusivo, à medida que diferentes investigadores começaram a associá-lo a doenças de desenvolvimento devidas a patologia pré-natal, perinatal, e pós-natal. No entanto, o próprio termo "disontogénese" tornou-se amplamente utilizado apenas nos anos 60, especialmente no estudo da psiquiatria e psicologia da adolescência.

De acordo com V. V. Kovalev (1995), a disontogénese mental exprime-se em várias perturbações do ritmo e do tempo de maturação mental como um todo e dos seus componentes individuais, bem como numa violação do rácio de componentes da psique em desenvolvimento da criança. Manifestações de disontogénese do desenvolvimento mental estão associadas à acção de factores causais de natureza biológica e sócio-psicológica. Quanto mais jovem for a criança, maior o papel desempenhado pelos factores biológicos (genéticos, infecciosos, imunológicos, tóxicos, metabólicos, etc.) como causas de perturbações mentais, que causam uma gama relativamente estreita de formas de patologia mental (oligophrenia, retardamento mental, perturbações residuais-orgânicas, etc.). O papel causal dos factores socio-psicológicos aumenta com a idade, levando a um aumento da incidência de estados reactivos, depressão, neuroses, formação de personalidade patológica psicogénica, e perturbações psicossomáticas.

Assim, as causas biológicas da disontogénese de desenvolvimento incluem infecções, lesões, intoxicações, anomalias genéticas, toxicidade materna durante a gravidez e outros factores envolvidos na formação da constituição individual. Dependendo do tempo do seu impacto, distingue-se a patologia perinatal intra-uterina e disontogénica pós-natal. As causas socio-psicológicas da disontogénese incluem uma educação inadequada, situações psicotrásmicas, trauma mental agudo e subagudo, privação emocional, etc. No entanto, os factores biológicos e sociais e psicológicos estão intimamente ligados. Como I.V. Davydovsky e A.V. Snezhnevsky (1965) escreveram, "... factores sociais... não agir directamente sobre a pessoa, mas refractar sempre de uma forma ou de outra nos factores naturais, na base biológica da pessoa".

A mais popular na psiquiatria infantil doméstica é a seguinte classificação de disontogénese: desenvolvimento atrasado, distorcido e prejudicado (G. E. Sukhareva, 1959). Existe uma classificação na qual existem correlações directas entre o tipo de disontogénese e a forma nosológica: Subdesenvolvimento irreversível (atraso mental) na oligofrenia, desenvolvimento desarmónico nas psicopatias, desenvolvimento regressivo nas doenças degenerativas e orgânicas contínuas do sistema nervoso central; tipo alternado no desenvolvimento assíncrono, desenvolvimento dissociado na esquizofrenia, disontogénese sociogénica na privação prolongada e grave (Lebedinsky V. B., 1976; Stutte H., 1963).

Uma comparação dos estudos contemporâneos sobre a sistematização das perturbações do desenvolvimento mental na infância demonstrou, contudo, a presença de discrepâncias significativas na sistematização e nas classificações da disontogénese. As diferenças dizem respeito não só à designação e interpretação clínica dos principais fenómenos evolutivos (atrasos de desenvolvimento; desenvolvimento prejudicado, atrasado, prejudicado e distorcido), mas também ao próprio conceito chave - "disontogénese". As diferentes abordagens ao problema causam dificuldades na comparação dos resultados da investigação e dificuldades na sua aplicação prática.

Actualmente, a abordagem metodológica para o diagnóstico de perturbações mentais com diferentes tipos e formas de disontogénese foi aperfeiçoada no exame psiquiátrico forense de criança-adolescente (Makushkin E. V., 2002). E. Makushkin (2001, 2002), especificando as abordagens clínica e psicopatológica e psiquiátrica forense, atribuiu 8 formas de disontogénese. 1) Atraso no desenvolvimento: a) desvios comportamentais anormais; b) assincronia da maturação (retardamento, aceleração); c) infantilismo parcial (sociogénico e somatogénico); 2) desenvolvimento desarmónico; 3) desenvolvimento atrasado; 4) desenvolvimento distorcido; 5) desenvolvimento defeituoso; 6) desenvolvimento dissociativo; 7) desenvolvimento deficiente; 8) disontogénese puberal (maturação e desenvolvimento psicossexual desarmónico de acordo com o tipo dissociativo). Este agrupamento engloba as principais formas de disontogénese na adolescência, reflectindo as perturbações de desenvolvimento da personalidade, incluindo formas de desenvolvimento deficiente encontradas na estrutura de diferentes formas nosológicas. Esta taxonomia não inclui o subdesenvolvimento total (atraso mental, autismo infantil, formas genéticas de disartogénese total), destacadas como formas nosológicas independentes que têm a sua própria clínica específica, especificidade, e dinâmica etária.

Como um todo, partilhando a opinião expressa por C. Venar, P.K. Kerig (2000, 2004), que os psicólogos e psiquiatras de crianças e adolescentes precisam de reconhecer a ligação entre os processos de desenvolvimento normal e anormal, cada um dos quais com as suas próprias especificidades. Isto requer a identificação a nível individual, pessoal, interpessoal e suprapessoal dos factores de risco específicos que predeterminam a "trajectória de desenvolvimento" única de cada criança. Contudo, a sistematização das diversas formas de perturbações mentais devido ao próprio desenvolvimento evolutivo prejudicado ainda requer uma reflexão clínico-dinâmica moderna. Por exemplo, as classificações internacionais de doenças actualmente aceites (CID-10, DSM-IV) são adequadamente criticadas por não terem em conta a dimensão normal de desenvolvimento da idade. Escusado será dizer que os sintomas (critérios) da disartogénese mental são difíceis de qualificar em diferentes fases do desenvolvimento da criança, uma vez que a disartogénese está longe de ser uma condição estática; pode ter tanto uma dinâmica etária positiva como negativa. Dificuldades semelhantes podem surgir na avaliação de doenças comorbitárias no âmbito da psicopatologia infantil-adolescente. Em casos tão complexos, torna-se difícil determinar se os diagnósticos múltiplos são precisos, se resultam de uma falta de distinções claras entre categorias de diagnóstico, ou se se devem a diferentes manifestações iniciais de múltiplas formas de psicopatologia do desenvolvimento (Cantweell D. P., 1996; Wener Ch., 2004). Apenas uma verificação clínica clara das mudanças de ritmo, massividade, nível e qualidade de desenvolvimento predetermina em grande parte o diagnóstico correcto das perturbações mentais e comportamentais associadas à disontogénese.

Para estimar as características da disontogénese de crianças com perturbações depressivas, procedeu-se à análise clínica e dinâmica dos componentes quantitativos e à revelação dos componentes qualitativos (estruturais) do desenvolvimento perturbado (distorcido, desproporcional, etc.) que permitiu atribuir (estruturar) modelos a várias variantes nosológicas da síndrome depressiva. Do ponto de vista do método clínico e psicológico, o modelo de desenvolvimento normal é apresentado em estática (considerado como um estado integral sincronizado), reflectindo a harmonia do desenvolvimento normal. Segundo E. V. Makushkin (2002), de acordo com a unidade ontogenética, o desenvolvimento harmonioso da criança é representado por seis componentes estruturais básicos interligados do mental (psicológico), psicofisiológico e psicossocial

a funcionar. Entre estes componentes cognitivos (gnósticos,   cognitivos, intelectuais), afectivos

(emocional), volitivo e comportamental (regulamentar) - componentes psicológicos do desenvolvimento mental, bem como somato-físico (somatoendocrina) - componentes psicofísicos e sexuais - psicossexuais do desenvolvimento. Devido ao facto de as características da disontogénese das crianças com síndrome depressiva terem sido avaliadas na infância, quando a personalidade da criança se encontra na fase inicial (negativa) da crise puberal, a ontogénese do desenvolvimento foi avaliada de acordo com cinco componentes principais: cónica, afectiva, volitiva, física e comportamental.

No nosso caso, a componente física incluía componentes somato-físicos e psicossexuais do desenvolvimento. O modelo clínico-dinâmico de desenvolvimento mental normal (Fig. 2) representa uma estrutura harmoniosa constituída por cinco componentes mapeados uns aos outros em dinâmica a três intervalos de idade: a primeira crise aos 2-3 anos de idade, a segunda aos 5-7 anos, e a terceira aos 12-14 anos (a fase negativa da crise pubertária). O modelo é projectado em dois eixos - tempo (t) e taxa de desenvolvimento (T).

Na figura apresentada, a taxa é uma certa velocidade de movimento dessas ou de outras componentes estruturais do desenvolvimento, e o tempo é um indicador da oportunidade da maturação (estruturação) das funções mentais. Tal construção permite ter em conta a dinâmica da maturação normal, analisar e subsequentemente comparar variantes de desenvolvimento distorcido com a norma relativa. É necessário para a avaliação clínica do estado da criança, estimativa de diagnóstico diferencial, construção de um diagnóstico estrutural, prevenção de perturbações depressivas, tomada de decisões sobre medidas terapêuticas e reabilitativas.

Estudando as peculiaridades da disontogénese de crianças com depressão esquizofrénica diagnosticada, estudámos cuidadosamente as peculiaridades do desenvolvimento da ontogénese destas crianças. Ao mesmo tempo, foram

os principais parâmetros de desenvolvimento

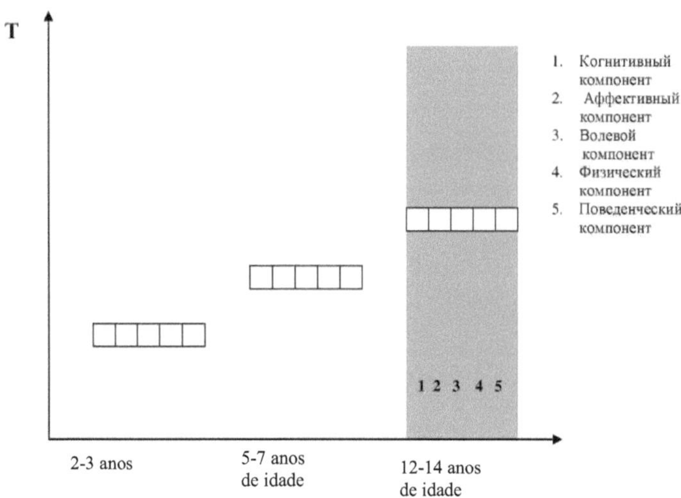

instintivo, esferas emocionais, funções estatísticas, fala, actividade lúdica, formação de capacidades comportamentais, relações com familiares. A comparação clínica revelou dois t

Figura 2. Modelo estrutural-dinâmico de desenvolvimento normal .

A primeira variante da disontogénese em crianças deprimidas com esquizofrenia foi caracterizada por "estratificação", formação retardada e mudanças no ritmo normal de desenvolvimento em todas as fases de ontogénese de desenvolvimento (Fig. 3). Na fase da primeira crise, houve uma formação retardada das estruturas dos componentes cognitivos e volicionais, formação dissociativa dos componentes emocionais e comportamentais, e desenvolvimento físico normal.

A formação retardada da estrutura da componente cognitiva foi determinada por algum atraso em relação aos pares no desenvolvimento motor e

* O modelo estrutural-dinâmico de desenvolvimento normal proposto por E. V. Makushkin (2002). 71

A formação do discurso fraseado, e as mães das crianças notaram a impressão emergente de que as crianças preferem comunicar com a ajuda de gestos, compreendendo plenamente o discurso que lhes é dirigido. A formação retardada da componente volitiva manifestou-se por um ligeiro atraso motor, lentidão dos movimentos, diminuição da gestualidade e atraso no desenvolvimento das capacidades de limpeza. As crianças durante muito tempo não conseguiram habituar-se a utilizar o bacio, mais tarde formaram competências relacionadas com o desenvolvimento de capacidades motoras finas (atar atacadores, botões de abotoar, etc.).

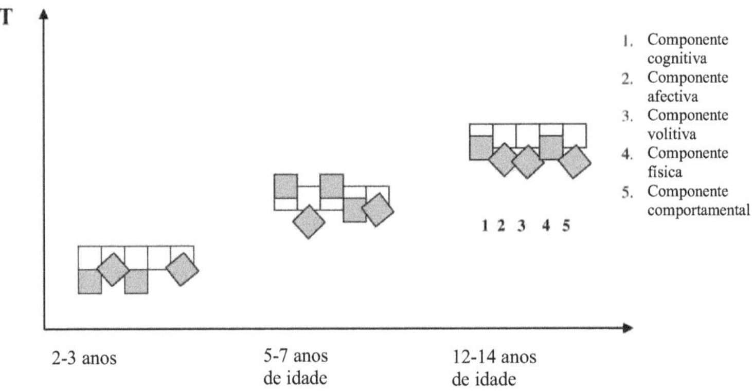

Fig. 3. O primeiro modelo estrutural-dinâmico
de disontogénese em depressão na esquizofrenia.

As mudanças nos componentes emocionais e comportamentais manifestaram-se pela baixa actividade motora, reacção emocional reduzida a actividades de entretenimento ou distracção, caracterizaram-se por alguma "seriedade" notada pelas suas mães. Tais crianças eram caprichosas, chorosas ao longo do dia.

Na fase da segunda crise (5-7 anos) verificou-se uma aceleração da formação da componente cognitiva com reforço da componente volitiva, uma diminuição e mudança estrutural das componentes afectivas e comportamentais com algum atraso no desenvolvimento físico. Reforço da formação do cognitivo componente foi manifestada pelo desenvolvimento intelectual precoce da criança: as crianças dominaram a leitura e a escrita mais cedo, preferindo a literatura recomendada para as pessoas mais velhas. O reforço da componente volitiva foi parcial: as crianças mostraram uma persistência pouco característica em assuntos de interesse e habitual em outros. As mudanças estruturais nas componentes comportamentais e afectivas manifestaram-se através de mudanças na estrutura e na forma de socialização. As crianças relutantes em comunicar com as crianças circundantes ou completamente recusadas a brincar juntas, a sua actividade lúdica limitava-se a um fascínio prolongado por um brinquedo. Na fase da terceira crise (12-14 anos) houve uma total assincronia de desenvolvimento com um ligeiro atraso da componente cognitiva relacionada com a parcialidade de interesses dessas crianças, taxas normais de desenvolvimento físico e acentuada assincronia das componentes afectiva, volitiva e comportamental. As perturbações de desenvolvimento dos componentes acima mencionados manifestaram-se por dificuldades de adaptação ao grupo das crianças, dificuldades em estabelecer ligações sociais, recusa em comunicar com os seus pares, inactividade ou passatempos invulgares, aumento da lacrimejamento ou prontidão constante para chorar, ataques de ansiedade motora com gritos, choros, ameaças e acções ridículas.

A segunda variante da disontogénese em crianças deprimidas com esquizofrenia foi caracterizada por uma taxa de desenvolvimento normal na primeira infância com formação intensificada e uma mudança na taxa de desenvolvimento normal nos primeiros anos do ensino secundário e pré-adolescência (Figura 4).

Na fase da primeira crise não foram reveladas perturbações no processo de ontogénese: a formação de funções psicomotoras teve lugar nos termos fisiologicamente habituais para crianças saudáveis. Durante o primeiro ano de vida, as crianças formaram laços afectivos com familiares e pessoas próximas. Desde o segundo ano, houve uma expansão de contactos, incluindo contactos com pares, formaram-se reacções emocionais complexas (alegria, ressentimento).

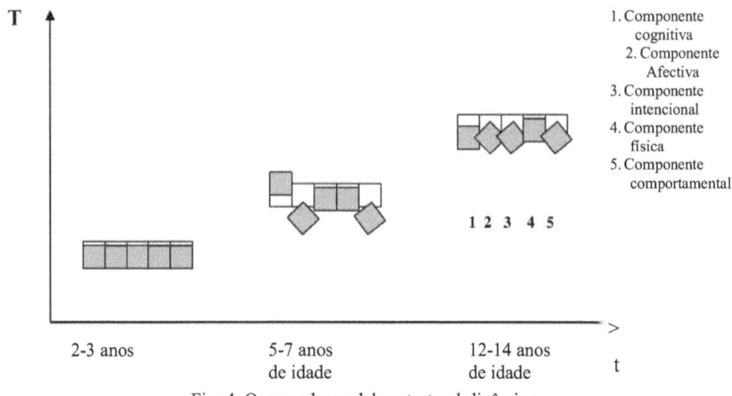

Fig. 4. O segundo modelo estrutural-dinâmico
de disontogénese em depressão sobre o fundo da
esquizofrenia.

Na fase da segunda crise houve uma aceleração do desenvolvimento da componente cognitiva: as crianças estavam à frente dos seus pares no desenvolvimento intelectual. Os componentes volicionais e físicos desenvolveram-se de acordo com as normas etárias. No entanto, nas esferas afectiva e comportamental, houve assincronia de desenvolvimento demonstrada na restrição dos contactos sociais, mudanças nas reacções emocionais mais elevadas, distanciamento emocional e capacidade de relacionamento das crianças. Na fase da terceira crise houve uma pronunciada "estratificação" e abrandamento do ritmo normal de desenvolvimento, expresso em assincronia de componentes afectivos, volicionais e comportamentais do desenvolvimento normal, semelhante à primeira variante da disontogénese de crianças com desordem depressiva contra a esquizofrenia.

Peculiaridades da disontogénese de crianças com perturbações depressivas neuróticas, consideramos os principais parâmetros de desenvolvimento da esfera instintiva, emocional, funções estatísticas, fala, actividade lúdica, formação de capacidades comportamentais, relações com familiares. Ao mesmo tempo, não foram observadas quaisquer perturbações de desenvolvimento em algumas crianças. Disontogénese o desenvolvimento foi caracterizado pela ausência de perturbações ontogénicas na primeira fase crise de idade: a formação de funções psicomotoras teve lugar em timing fisiologicamente normal para crianças saudáveis (Fig. 5).

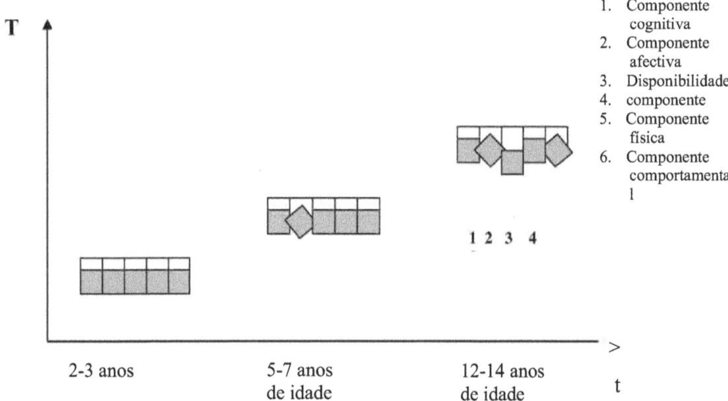

Fig. 5. Modelo estrutural-dinâmico
Disontogénese infantil em depressão neurótica.

Na segunda fase da crise etária, a formação dos componentes cognitivos, volitivos, físicos e comportamentais ocorreu em períodos de normalidade da idade. Observou-se assíncronia no desenvolvimento da componente afectiva (emocional), manifestada em excessiva emocionalidade (simpatia, piedade, alguma reticência). As crianças tiveram dificuldades no início da socialização, no início isolaram-se da socialização, recusaram-se a frequentar o jardim de infância, foram caprichosas, choraram; tendo gradualmente dominado, no entanto mantiveram distância com a maioria das crianças, preferindo comunicar no círculo de parentes, reagindo cautelosamente a estranhos. Na fase da terceira crise, a disontogénese do desenvolvimento manifestou-se pela formação retardada da componente volitiva e assíncrona do desenvolvimento das componentes afectivas e comportamentais da ontogénese. A formação retardada da componente volitiva manifestou-se numa diminuição da actividade cognitiva da criança (sob a forma de uma diminuição do domínio das matérias, uma atitude negativa em relação à aprendizagem, recusa de actividade em ambientes escolares e domésticos. A assincronia das componentes afectivas e comportamentais foi expressa na dificuldade de estabelecer ligações sociais, relações conflituosas com os colegas na escola, desinibição motora, lacrimejamento, medo, desconfiança, reserva.

As características da disontogénese de crianças com perturbações do humor depressivo sobre o fundo do atraso mental foram determinadas pelo subdesenvolvimento dos principais componentes da ontogénese normal, mas a presença da sintomatologia depressiva determinou a assincronização adicional de componentes separados. Estudando as peculiaridades da disontogénese destas crianças, foram identificadas duas formas principais de desenvolvimento deficiente.

A primeira variante da disontogénese em crianças com uma síndrome depressiva, tendo como pano de fundo o atraso mental, caracterizou-se por uma taxa de formação mais lenta de todos os componentes do desenvolvimento infantil com alterações nos componentes constituintes individuais (Fig. 6).

A fase da primeira crise etária em crianças com atraso mental foi caracterizada por um atraso de todos os componentes da ontogénese normal de desenvolvimento, subdesenvolvimento irreversível na formação das funções estáticas e locomotoras, compreensão e reprodução da fala, intelecto e personalidade da criança (Isaev D. N., 1982; Kovalev V. V., 1983; Lebedinsky V. V., 1985; Lutz J., 1968).

Na fase da crise da segunda idade houve uma estratificação dos componentes cognitivos, afectivos, volitivos e físicos com um atraso predominante no desenvolvimento intelectual e uma diminuição da actividade volitiva da criança. Ao mesmo tempo, o atraso no desenvolvimento afectivo e físico foi menos pronunciado. Durante o primeiro - segundo ano de vida, as crianças formaram laços afectivos com familiares e pessoas próximas. No terceiro ano de vida, formaram-se reacções emocionais complexas (alegria, ressentimento). A assíncronia da componente comportamental manifestou-se na expansão retardada dos contactos com os pares, preferindo as crianças passar tempo entre parentes, ter dificuldades de adaptação à infância da equipa, foram retirados, silenciosos, discretos, inconspícuos, ressentido e temeroso.

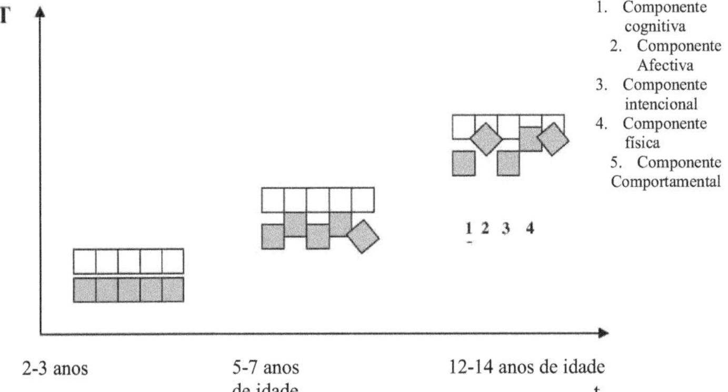

Fig. 6. O primeiro modelo estrutural-dinâmico de disontogénese de crianças com uma síndrome depressiva sobre o fundo do atraso mental.

A terceira fase de desenvolvimento foi caracterizada por uma pronunciada "estratificação" de componentes afectivos e comportamentais com um atraso característico de actividade cognitiva e volitiva e um ligeiro subdesenvolvimento físico. A assincronia das componentes afectivas e comportamentais manifestou-se pela diminuição das capacidades adaptativas no ambiente infantil, as crianças não comunicavam com os seus pares, os contactos sociais limitados, eram irritáveis, conflituosas, retraídas, choramingas, permaneciam inactivas em casa; o tempo era maioritariamente gasto a ver os programas de televisão das crianças.

A segunda variante da disontogénese de crianças com uma síndrome depressiva sobre o fundo do atraso mental e foi caracterizada não só por uma taxa de formação mais lenta de todos os componentes do desenvolvimento infantil, mas também por mudanças nos componentes individuais desde o início da crise da primeira idade (Fig. 7).

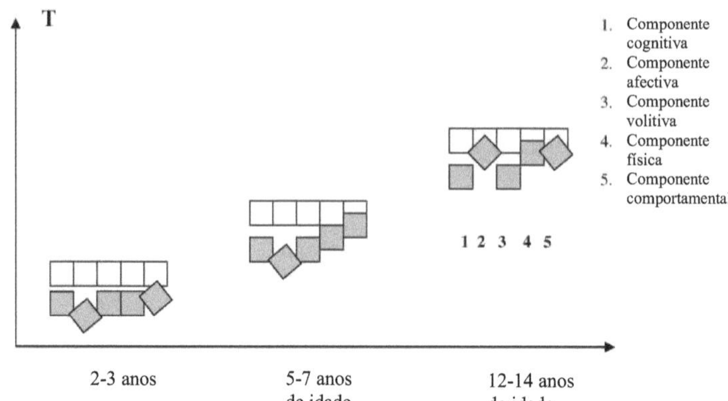

Fig. 7. O segundo modelo estrutural-dinâmico de disontogénese de crianças com uma síndrome depressiva sobre o fundo do atraso mental.

Nesta variante da disontogénese, a primeira fase da crise etária caracterizou-se por um atraso de todos os componentes do desenvolvimento normal, típico de todas as crianças com atraso mental e assincronia do componente afectivo, manifestado pela irritabilidade, capricho, lacrimejamento, letargia. O sono dessas crianças era caracterizado pela inquietação, as crianças tinham dificuldades em adormecer, frequentemente acordavam à noite, e acalmavam-se apenas nos braços da mãe. Observou-se uma inversão do ritmo diurno em algumas crianças. A formação de reacções emocionais complexas ocorreu muito mais tarde do que nas crianças do primeiro grupo. Na fase da crise da segunda idade, notou-se uma pronunciada assincronia no desenvolvimento de todos os componentes (cognitivos, afectivos, volitivos, físicos, comportamentais). Assim, o desenvolvimento dos componentes cognitivos e volicionais correspondeu ao principal diagnóstico de retardamento mental. O subdesenvolvimento físico foi insignificante. A componente comportamental estava suficientemente desenvolvida e era caracterizada por uma actividade social bastante elevada da criança (as crianças visitavam voluntariamente instituições pré-escolares, comunicavam com outras crianças, participavam em eventos públicos). Neste contexto, o desenvolvimento desigual do emocional

As crianças eram medrosas, caprichosas, e chorosas. A crise da terceira idade prosseguiu de forma semelhante à primeira variante do curso de disontogénese de crianças com a síndrome depressiva sobre o fundo do retardamento mental.

As características da disontogénese em crianças com perturbações depressivas orgânicas foram também consideradas em paralelo com o estudo dos principais parâmetros do desenvolvimento de esferas instintivas, emocionais, funções estatísticas, fala, actividade lúdica, formação de capacidades comportamentais, relações com familiares. Comparando a formação dos principais componentes da ontogénese normalmente em curso, identificámos duas formas de disontogénese.

A primeira variante da disontogénese foi caracterizada pela formação retardada de componentes cognitivos e volicionais com assincronia de desenvolvimento de componentes afectivos, volicionais e comportamentais em todas as fases de desenvolvimento da personalidade (Fig. 8).

A fase da primeira crise etária prosseguiu com um ligeiro atraso na formação das componentes cognitivas e volicionais da ontogénese, enquanto que houve um atraso na formação das funções motoras-estáticas e na formação das capacidades de fala. A assincronia e atraso da componente comportamental sob a forma de lágrimas excessivas, capricho, letargia e baixa actividade era típica das crianças pequenas, com capacidade reduzida para acções intencionais, atraso e imperfeição motora geral, que se reflectia na actividade lúdica, no domínio das capacidades de autocuidado e das capacidades intelectuais. As mudanças na componente afectiva do desenvolvimento manifestaram-se por uma sintomatologia semelhante à neurose com distúrbios do sono e do apetite.

Esta variante da disontogénese devida a danos cerebrais orgânicos precoces foi reflectida pela síndrome de "neuropatia orgânica" (A.E. Lichko, 1979; D.N. Isaev, 1984) ou uma versão neuropática da síndrome psico-orgânica (V.V. Kovalev, 1979).

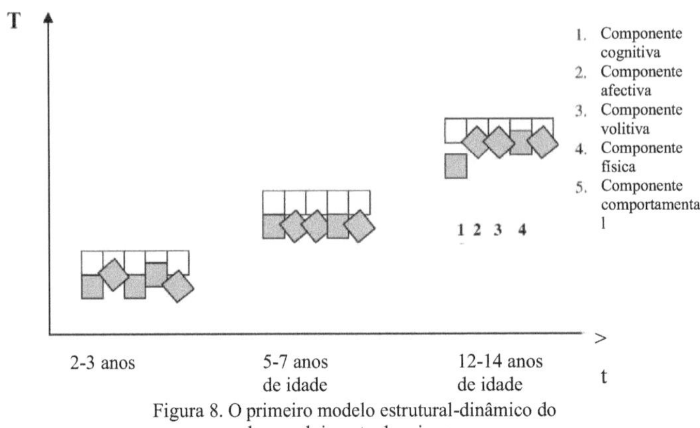

Figura 8. O primeiro modelo estrutural-dinâmico do
desenvolvimento de crianças
com desordem depressiva afectiva.

Na segunda fase houve um atraso de todos os componentes da ontogénese com uma mudança no curso normal das componentes afectivas, volitivas e comportamentais, manifestada numa diminuição da actividade social da criança, capacidades adaptativas, baixa sociabilidade, medo. A fase da crise da terceira idade foi caracterizada por uma acentuada diminuição da componente cognitiva, manifestando-se em dificuldade para aprender o programa escolar com preservação da assincronia dos componentes afectivos, volitivos e comportamentais, que adquirem formas mais desenvolvidas, com um aumento da irritabilidade, negatividade, desorganização, capacidade emocional, etc., típicas desta idade.

A segunda variante da disontogénese caracterizou-se por um desenvolvimento relativamente harmonioso na fase da primeira crise com o aparecimento da apsicronia dos componentes afectivos e comportamentais na fase da segunda e uma diminuição dos componentes cognitivos e volicionais na fase da crise da terceira idade (Fig. 9).

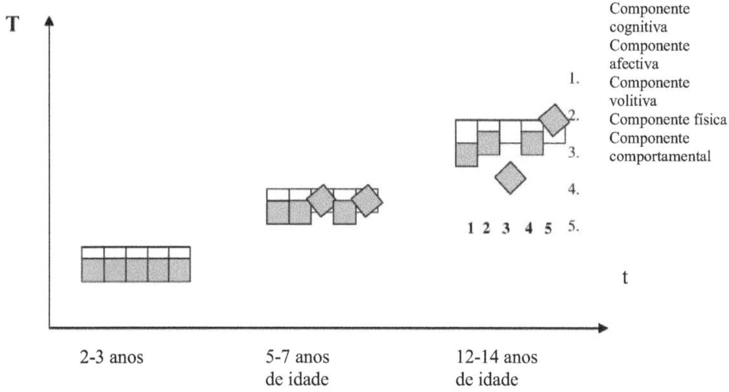

Figura 9. Segundo modelo estrutural-dinâmico de disontogénese de crianças com desordem depressiva afectiva.

Na fase da primeira crise etária não foram encontrados desvios no curso normal da lentogénese, a formação de todos os componentes principais teve lugar em termos fisiologicamente normais, sem alterações na estrutura. A segunda crise caracterizou-se por um desenvolvimento bastante normal dos componentes cognitivos, afectivos e físicos com o aparecimento da assincronia do desenvolvimento dos componentes volicionais e comportamentais. As crianças eram irritáveis, conflituosas, agressivas em relação aos parentes e crianças circundantes, egoístas, desordenadas, e exibiam a aspiração de assumir uma posição de liderança e governar. Na fase da terceira crise, observou-se uma mudança estrutural pronunciada dos componentes do desenvolvimento com atraso dos componentes cognitivos e volicionais, assincronia dos componentes volicionais e comportamentais, aceleração do ritmo de desenvolvimento da componente comportamental, que se expressou numa diminuição do desenvolvimento intelectual da criança com uma acentuada diminuição e mudança da actividade volitiva (dificuldades em dominar o currículo escolar com recusa de frequentar instituições educativas e aspiração a juntar-se a grupos sociais adolescentes). Ao mesmo tempo, o desenvolvimento da socialização da criança com a mudança dos padrões de comportamento peculiares à adolescência estava a espalhar-se.

Assim, estudando a ontogénese de desenvolvimento de crianças com a síndrome depressiva, verificou-se que a doença de ontogénese de desenvolvimento normal ocorreu em quase todos os grupos nosológicos de crianças com perturbações depressivas, mas a filiação nosológica determinou diferentes formas do curso das condições disontogénicas. No entanto, os tipos de disontogénese não eram estáticos nas suas características, caracterizavam-se por certas dinâmicas clínicas (com formas patogénicas e síndromes multidimensionais), reflectindo as especificidades de um desenvolvimento perturbado relacionado com a idade.

2.2 Desenvolvimento social das crianças com sintomas depressivos

O processo de desenvolvimento social na ontogénese tem um carácter multifásico e é levado a cabo ao longo da vida em diferentes direcções. É aceite distinguir vários períodos de ontogénese: 1) período recém-nascidos; 2) a infância; 3) o período pré-escolar; 4) o período pré-escolar; 5) o período escolar; 6) o período da idade adulta; e 7) a velhice. Há outra periodização comum do desenvolvimento desenvolvida por D. Elkonin (1989): infância (a comunicação emocional directa é o principal tipo de actividade); primeira infância (acções de manipulação de objectos); infância pré-escolar (jogo de papéis); infância escolar primária (actividade educativa); adolescência (comunicação íntimo-pessoal); adolescência (actividade educativo-profissional). As fases do curso de vida imprimem-se nas fases etárias da ontogénese a tal ponto que hoje em dia algumas fases etárias são designadas exactamente como fases do curso de vida: pré-escola, pré-escola, infância, escola.

A maturação social tem o seu próprio curso, carácter e níveis de desenvolvimento, integrando todas as outras realizações de ontogénese, uma vez que a maturidade social é a maturidade mais plenamente expressa de uma personalidade. A revelação do processo de desenvolvimento da personalidade implica uma análise profunda das suas origens, condições, factores que determinam a sua formação, consideração da sua génese, peculiaridades de movimento e funcionamento. Neste caso, é necessário concentrar-se não só no que está realmente disponível, mas também no que deve ser formado na personalidade (Kovalev A. G., 1965; V. V. Davydov, 1972; D. I. Feldstein, 1976, 1982; A. A. Bodalev, 1982).

Entretanto, é a actividade que serve como um substrato constante do desenvolvimento humano como personalidade. Apenas dominando o sistema de actividade estabelecido pela sociedade no processo de educação, a criança desenvolve-se como uma personalidade e é formada como transformadora da sociedade e de si própria. Neste contexto, é importante, primeiro, traçar a natureza do desenvolvimento da personalidade através do desenvolvimento da actividade; e segundo, considerar as fases de formação da personalidade como uma forma especial de desenvolvimento da essência genérica e social do homem.

Guiados pela abordagem baseada na actividade estabelecida na psicologia da formação humana como personalidade, estudamos o processo de domínio de uma criança de novas posições sociais e apropriação da essência humana como resultado do movimento e do desenvolvimento da actividade, tendo em conta dois pontos. Por um lado, na actividade, as suas linhas subjectivas e subjectivas, que são as formas de realização da essência social do homem, o desenvolvimento da criança ocorre como uma revelação das suas possibilidades interiores. Por outro lado, temos perante nós uma actividade especialmente definida, que é uma condição do desenvolvimento humano como personalidade. Organizada pela sociedade (externa), a actividade cria uma situação em que as atitudes, necessidades, consciência e autoconsciência da criança (actividade interna) são formadas. Portanto, estudando o desenvolvimento da personalidade na ontogénese, concentramos a nossa atenção na procura de oportunidades para construir um sistema de actividade definida externamente que proporcione uma verdadeira reestruturação da actividade interna da criança e a formação de um motivo para esta actividade. Assim, como R. Lewontin (1993): "A correcta compreensão das origens da "natureza" humana e da diversidade das pessoas é determinada pela compreensão de duas características fundamentais do organismo: primeiro, cada organismo é um sujeito de constante desenvolvimento ao longo da sua vida; segundo, o organismo em desenvolvimento está em cada momento sob a influência conjunta de genes e ambiente em interacção".

A sociedade estabelece sempre o padrão de personalidade, cujo processo de desenvolvimento visa dominar o mundo social, os seus objectos e relações, formas e formas historicamente desenvolvidas de lidar com a natureza e normas das relações humanas, ou seja, a apropriação da essência humana social por uma pessoa em crescimento. Assim, a ontogénese actua como uma forma de desenvolvimento social do homem, a sua formação como um ser do social, com diferentes fases etárias caracterizadas por diferenças de auto-conhecimento, auto-actualização, actividade criativa, e maturidade social. Esta abordagem à consideração do desenvolvimento ontogenético através do prisma do movimento social proporciona a procura de novas reservas de formação pessoal e possibilidades de optimização da influência educativa tendo em conta os períodos de abertura especial da pessoa em desenvolvimento às influências sociais.

Com base nas disposições cardinais, assumimos que no processo de ontogénese, uma pessoa em crescimento domina a experiência social, apropria-se dela, torna-a sua propriedade, ou seja, a socialização tem lugar. Ao mesmo tempo, uma pessoa adquire cada vez mais independência, relativa autonomia, ou seja, há individualização. De facto, estes são componentes inextricavelmente interligados de um único processo de desenvolvimento pessoal, um certo nível do qual gera auto-determinação, auto-governo do indivíduo, organizando conscientemente a sua própria vida e, portanto, determinando em certa medida o seu próprio desenvolvimento. Mas uma criança torna-se uma personalidade, um sujeito, um portador de actividade sócio-humana apenas como resultado desta actividade, que é feita primeiro com a ajuda de adultos e depois de forma independente. A criança não nasce uma personalidade, mas desenvolve-se como uma personalidade no decurso do desenvolvimento da actividade e vai para além da actividade em questão. Embora a personalidade em geral seja o resultado de um desenvolvimento ontogenético, manifestando-se nas suas certas fases, mas como uma qualidade que expressa a essência social do homem, a personalidade começa a ser formada desde o nascimento.

Sem pretender considerar todo o problema complexo e multidimensional da personalidade, entendendo que no seu desenvolvimento como "supersensível" (A. N. Leontiev, 1983, vol. I, p. 385) como indivíduo social, entrelaçado na sua totalidade holística mental, psicofisiológica, moral-voluntária, necessidades-motivacional e outras componentes, consideramos necessário neste documento destacar os momentos centrais, estruturantes, que expressam o grau de socialização da criança como personalidade em instituições sociais convencionais (família, pré-escola, escola).

Nas fases iniciais do desenvolvimento de uma criança (até aos 3 anos de idade), a família como o objecto social mais próximo, em particular a estrutura e salubridade da família, as formas de parentalidade adoptadas nesta unidade social, o clima psicológico, o nível educacional dos pais, tem a maior importância na formação da socialização. Em fases posteriores de desenvolvimento (3-7 anos), o factor do envolvimento da criança no ambiente social - o ambiente de pares - adquire significado: frequência de instituições pré-escolares, características de adaptação no ambiente infantil (actividade lúdica, formação de amistosos, padrões de comportamento de papéis). Na fase seguinte de desenvolvimento (7 anos ou mais) em ligação com o rápido desenvolvimento intelectual da criança, há uma necessidade tangível de acumular não só experiência social, mas também intelectual, ou seja, escolaridade da criança. No período de escolaridade obrigatória especificado, ir à escola torna-se uma necessidade (Serdyukovskaya G. N., 1985). É conveniente estudar o desenvolvimento social das crianças com uma síndrome depressiva nas seguintes direcções básicas.

<u>Ambiente familiar</u>: 1) estrutura familiar (presença de ambos os pais, avós;

pais adoptivos; autoridades de tutela social); 2) clima psicológico na família (presença de ligação emocional à criança, relações entre familiares); 3) presença de formas patológicas de educação; 4) nível educativo e cultural geral da família.

Instituições pré-escolares: 5) frequência de instituições pré-escolares; 6) idade de começar a frequentar instituições pré-escolares; 7) adaptação da criança a instituições pré-escolares (actividades lúdicas, presença de relações amigáveis com os pares, círculo social preferido).

Escola: 8) idade de início da escola; 9) adequação do programa educacional ao desenvolvimento intelectual da criança; 10) capacidade de dominar o programa

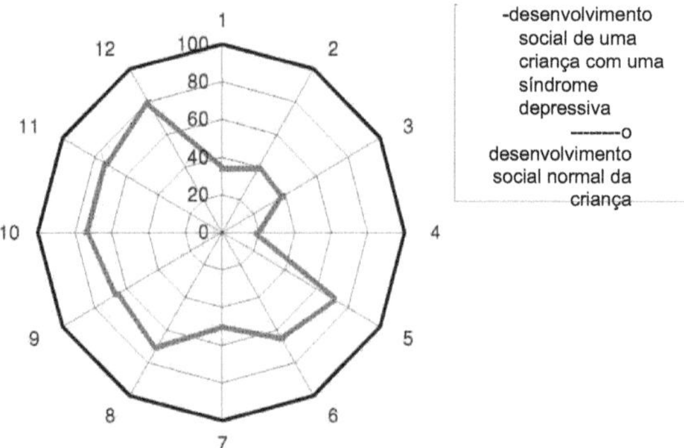

escolar; 11) adaptação da criança no ambiente de pares.

Nota à Fig.10, 11, 12, 13, 14: 1 - Ausência de tipos patológicos de parentalidade na família, 2 - Ausência de violações das relações emocionais entre pais, 3 - Ausência de violações da estrutura familiar, 4 - Ausência de mudanças no clima psicológico da família, 5 - Elevados níveis culturais e educacionais gerais dos pais, 6 - Frequentar o pré-escolar, 7 - Começar a frequentar o pré-escolar numa idade normal (3 anos), 8 - Nenhuma violação da adaptação da criança no pré-escolar, 9 - Idade no início da escola aos 7 anos, 10 - Programa educacional que corresponda ao desenvolvimento intelectual da criança, 11 - Nenhuma violação da adaptação

Estudando as características do desenvolvimento social das crianças com perturbações depressivas (DD), verificou-se que em todas as fases de desenvolvimento havia perturbações pronunciadas de socialização (Fig. 10).

Figura 10. Desenvolvimento social de uma criança com perturbações

Nas fases iniciais de desenvolvimento houve uma mudança no microclima, nas relações emocionais e na estrutura familiar. Apenas uma pequena proporção de crianças foi criada em famílias completas, com oportunidades para expandir a ligação emocional e formar as bases básicas estruturais e de género da interacção.

O clima psicológico normal nas famílias foi observado apenas em 18,8% dos inquiridos, nos restantes casos (81,2%) as relações entre os pais foram avaliadas como condicionalmente favoráveis, conflituosas ou emocionalmente rejeitadas. Foram identificadas formas patológicas de paternidade em 66,3% das famílias com crianças com perturbações depressivas. Ao mesmo tempo, o contacto emocional prejudicado com uma criança sob a forma de rejeição emocional foi notado em 60,8% dos inquiridos, desequilíbrio de ligação emocional entre várias crianças ou rejeição completa de uma criança pelos pais com a sua transferência para pais adoptivos ou orfanatos em 14,1%. A socialização nas crianças com DP na fase de se tornarem socialmente activas e determinarem o seu lugar em instituições sociais e grupos de pares também foi prejudicada. Assim, 36,4% das crianças não frequentavam estabelecimentos de ensino pré-escolar, enquanto 50,0% das crianças começaram a frequentar jardins de infância quando tinham menos de 2 anos ou mais de 5 anos de idade. Entre as crianças que frequentaram instituições de ensino pré-escolar, 29,3% tiveram dificuldades em comunicar com os seus pares, o que se exprimiu em actividades lúdicas deficientes e no isolamento do ambiente social.

Durante a terceira fase de desenvolvimento (o período da idade escolar), as perturbações persistiram: 21,9% das crianças começaram a frequentar a escola aos 8 anos ou mais; 26,3% tiveram perturbações de aprendizagem relacionadas com o seu desenvolvimento intelectual (em particular, crianças com atraso mental ou deficiências intelectuais foram ensinadas numa escola normal); 20,5% tiveram problemas graves no domínio do material do programa; 26,9% tiveram problemas de adaptação à escola (dificuldades em formar amizades, identificar problemas sociais, etc.); e

pares). Fazendo uma comparação em diferentes fases etárias, determinou-se que a socialização da criança era prejudicada principalmente nas fases precoces no ambiente familiar imediato e na fase de aquisição da primeira experiência social (pré-escolar).

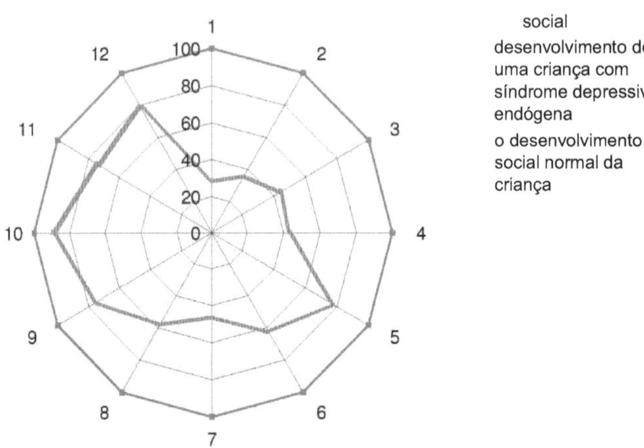

Figura 11. Desenvolvimento social de uma criança
com uma
síndrome depressiva num contexto de esquizofrenia.

Considerando o desenvolvimento social das crianças deprimidas com esquizofrenia (Fig. 11), foi revelado que nas crianças deste grupo as perturbações do desenvolvimento normal ocorrem em maior grau na fase de desenvolvimento precoce da personalidade (ambiente familiar). 56,3% das crianças foram criadas em famílias monoparentais ou em famílias com uma estrutura modificada (tutores, pais adoptivos). Em 57,3% das famílias houve uma violação do clima psicológico na família, a relação dos pais foi caracterizada por uma rejeição disfuncional e emocional (houve discussões frequentes, escândalos na família). O nível educacional dos pais era bastante elevado - 77,3% dos pais tinham educação secundária ou superior, também neste grupo os pais tinham frequentemente uma (22,7%) ou várias formações superiores (15,2%).

As crianças deste grupo frequentavam a pré-escola na maioria dos casos (61,9%), mas a sua actividade social foi alterada e 42,1% das crianças tinham perturbações de adaptação pronunciadas (jogavam independentemente no jardim-de-infância, não participavam em jogos colectivos, não estabeleciam contactos amigáveis com os seus pares; além disso, devido ao seu comportamento peculiar, essas crianças eram frequentemente rejeitadas pelo seu grupo de pares e sofriam insultos constantes). Em geral, as crianças começaram a frequentar a escola a tempo, mas 24,9% dos inquiridos neste grupo começaram a frequentar a escola aos 6 anos de idade devido ao seu desenvolvimento intelectual activo. 10,9% das crianças não estavam interessadas em aprender porque estavam intelectualmente à frente dos seus pares, o que influenciou a adaptação destas crianças à escola. 26,5% tiveram dificuldades na comunicação social, semelhantes às do pré-escolar (ainda rejeitadas do meio social, sofrendo perseguição por parte dos seus pares).

Assim, a SR de crianças com desordem depressiva sobre o fundo da esquizofrenia foi caracterizada pela formação desarmoniosa na fase do ambiente familiar (todos os elementos constituintes), o início das desordens desde o período de frequência das instituições pré-escolares (ao estabelecer contactos com pares) com alinhamento gradual para a normalização da socialização durante a idade escolar.

Estudando as características do desenvolvimento social das crianças com perturbações depressivas orgânicas (Fig. 12), já nas fases iniciais de desenvolvimento foram encontradas mudanças pronunciadas no clima psicológico da família, apenas em 24,5% das crianças inquiridas as relações na família foram caracterizadas por apego emocional, em 49,1% das crianças educadas de forma relativamente harmoniosa.

Uma estrutura familiar alterada ocorreu em 36,3% dos inquiridos, 28,1% das crianças estavam a ser criadas por um único progenitor (mães que se divorciaram dos pais dos filhos), em resultado do que 41,8% deles tinham distúrbios emocionais pronunciados entre os pais (querelas, escândalos, conflitos na presença de filhos). Estas relações perturbadas tiveram um claro impacto na socialização precoce das crianças. A maioria das crianças (70,1%) tinha frequentado o jardim-de-infância, mas 45,4% das crianças foram forçadas a frequentar o jardim-de-infância quando tinham menos de 3 anos de idade devido a uma variedade de problemas, e 45,4% tiveram dificuldade em se ajustar (ou evitando o ambiente de colegas ou exibindo tendências agressivas para com as crianças à sua volta).

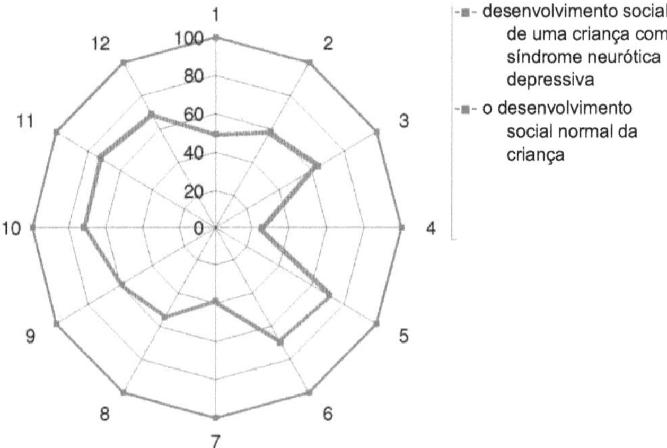

Figura 12. Desenvolvimento social de uma criança com síndrome depressiva orgânica.

Começaram a escola um pouco mais tarde do que a idade correspondente ao RS normal, sendo 23,6% com mais de 8 anos de idade. Ao mesmo tempo, apenas uma pequena proporção de crianças deste grupo teve dificuldades em dominar o currículo escolar (28,1%) e em adaptar-se ao ambiente escolar (28,1%); além disso, as crianças aspiravam a assumir posições de liderança, e os fracassos neste domínio levaram frequentemente a relações conflituosas com os seus pares.

Assim, para crianças com perturbações depressivas orgânicas, os seguintes componentes do desenvolvimento social eram mais típicos: tipos patológicos de educação na família, violação do clima familiar psicológico, idade precoce de início

Frequência em pré-escolas, relações conflituosas com colegas em idade escolar.

Peculiaridades de desenvolvimento social de crianças com perturbações depressivas do humor sobre o fundo do atraso mental (Fig. 13) foram caracterizadas por atraso de todos os momentos de ontogénese normal, em todas as fases do desenvolvimento da criança. Na idade de até 3 anos, as crianças eram criadas em famílias onde os pais tinham baixos níveis culturais e educacionais.

Assim, apenas 50,0% dos pais tiveram uma educação secundária, e 50,0% das crianças foram criadas em famílias com uma estrutura modificada. O tipo relativamente harmonioso de educação foi detectado apenas em 31,3% das famílias, sendo a negligência (27,1%) o tipo predominante entre as formas de educação imprópria. Um grande número de violações foi constatado na fase de frequência das instituições pré-escolares.

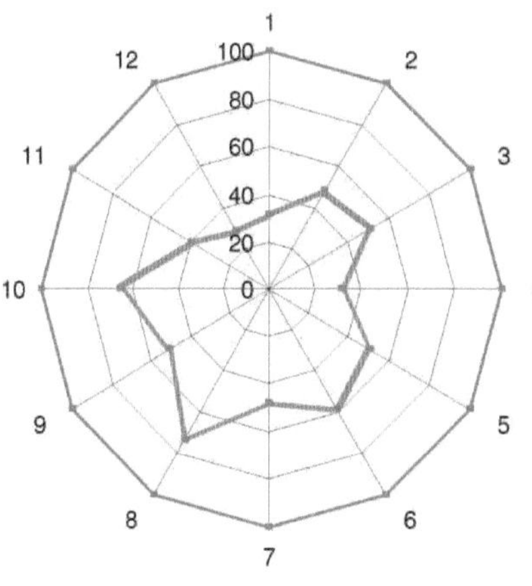

Figura 13: Desenvolvimento social de uma criança com uma síndrome depressiva num contexto de atraso mental.

Apenas 58,3% das crianças frequentaram o jardim de infância, das quais 52,1% tinham mais de 5 anos de idade, mas entre estas apenas 28,1% tiveram dificuldades de adaptação social na comunidade devido a deficiências intelectuais gerais.

Na fase de escolaridade, 49,8% das crianças começaram a frequentar a escola quando tinham mais de 8 anos de idade. Em 34,4% o programa educativo não correspondia ao seu desenvolvimento intelectual (crianças com atraso mental estudadas de acordo com o programa escolar geral). A maioria das crianças (60,4%) teve dificuldades em dominar o currículo escolar e adaptar-se aos seus pares (71,8%).

Assim, no grupo de crianças com perturbações depressivas sobre o fundo do atraso mental, observou-se um desenvolvimento social prejudicado, nomeadamente

pronunciado subdesenvolvimento em todas as fases da ontogénese social com retardamento predominante durante a idade escolar.

O desenvolvimento social deficiente em crianças com distúrbio depressivo neurótico (Fig. 14) começou logo na fase inicial de socialização da criança (antes dos 3 anos de idade) e estava relacionado com o ambiente familiar imediato.

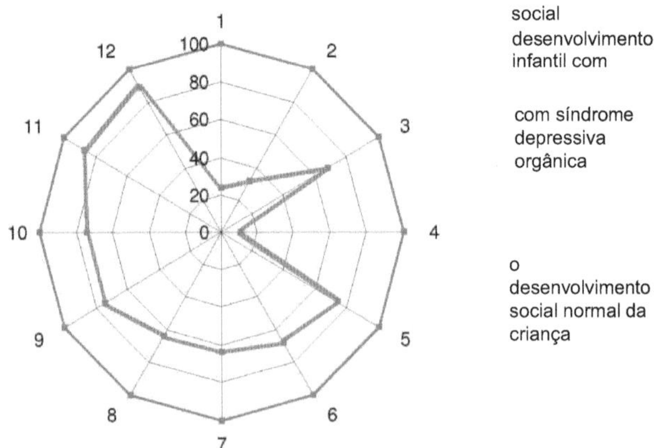

Figura 14: Desenvolvimento social de uma criança com síndrome neurótica depressiva.

Nas famílias destas crianças, houve uma mudança significativa no clima psicológico (89,1%), violação dos laços emocionais entre os pais - 68,9% (disputas frequentes entre os pais, métodos físicos de castigo contra estas crianças), formas patológicas de educação (76,5%), em do qual prevaleceu o tipo de criação "ídolo da família" - 23,5%. No entanto, à medida que a criança foi crescendo, houve um nivelamento suave da actividade social da criança com o seu máximo aproximando-se do normal na fase da idade escolar.

Assim, entre as crianças com perturbações neuróticas depressivas na estrutura das perturbações do desenvolvimento social, caracteriza-se por um atraso significativo nas fases iniciais da ontogénese devido a alterações no clima psicológico da família e à presença de formas patológicas de educação com compensação gradual durante a idade escolar.

Os atrasos de SR identificados nas crianças com DR tornam necessário determinar a idade social da criança com a desordem depressiva identificada. A influência da síndrome depressiva revelada na socialização da criança foi avaliada utilizando a Escala de Competência Social da Boneca (VSMS) (Doll E. A., 1953) modificada por V. I. Gordeev, Yu. S. Aleksandrovsky (2001), cuja essência é simplificar o procedimento de cálculo do resultado recebido.

A competência social pode ser definida como a capacidade de uma criança para assegurar a sua independência pessoal e responsabilidade social. Esta competência pode ser medida na dinâmica da idade com base na maturação geneticamente determinada do indivíduo, a qual é diagnosticada por testes psicossociais apropriados à idade - parágrafos. O estatuto individual na esfera da competência social pode ser reorganizado numérica e descritivamente e caracterizado em relação às normas de maturidade psicossocial estabelecidas num determinado lugar e tempo. A utilização desta escala permite avaliar a idade social do examinando (SA - idade social), e com base nela determinar o quociente social (SQ - quociente social) da correlação da idade social com a idade cronológica. Cada parágrafo da escala é dado com a designação de idade e categoria, que são subscales. SHG (auto-ajuda geral) - auto-cuidado geral; SHE (auto-ajuda alimentar) - auto-cuidado alimentar; SHD (auto-ajuda vestir) - auto-cuidado vestir; SD (auto-direcção) - independência; O (ocupação) - emprego; C (comunicação) - comunicação; L (locomoção) - movimento significativo, propositado; S (socialização) - socialização. Investigando a idade social das crianças com sintomas depressivos, foi revelado um atraso na maturação social desde a maturação cronológica com uma diminuição predominante no processo de desenvolvimento da criança (Fig. 15).

As crianças com perturbações depressivas sobre o fundo da esquizofrenia no período de 8-9 anos de idade caracterizavam-se pelo avanço da idade cronológica à custa da independência, emprego e comunicação.

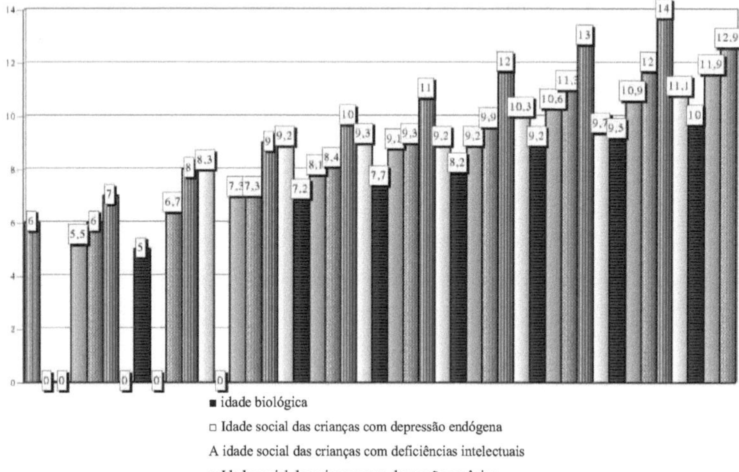

Figura 15. Relação da idade biológica e social
em crianças com perturbações depressivas.

Quadro 1

Coeficiente social específico da idade das crianças com
sintomas depressivos identificados

Razão social	Idade cronológica, anos								
	6	7	8	9	10	11	12	13	14
Crianças com depressão na esquizofrenia	0	0	1,04	1,02	0,93	0,83	0,85	0,74	0,79
Crianças com depressão mental retardada	0	0,71	0	0,8	0,77	0,74	0,76	0,73	0,71
Crianças com depressão orgânica	0,91	0	0,91	0,9	0,91	0,83	0,88	0,83	0,85
Crianças com depressão neurótica	1	0,95	0,91	0,93	0,93	0,9	0,94	0,92	0,92

Assim, nesta fase etária, o coeficiente social era de 1,04 e 1,02 pontos, atingindo 104 e 102% da norma de maturidade social. A partir dos 10 anos de idade, houve um declínio suave na socialização infantil (0,93; 0,83; 0,85; 0,74; 0,79) devido a um decréscimo nas capacidades gerais de autocuidado, independência, comunicação, e locomoção. Consequentemente, para a população infantil de 10 anos, a maturidade social era de 93%, a idade de 11 anos era de 83,0%, a idade de 12 anos era de 85,0%, a idade de 13 anos era de 74,0%, e a idade de 14 anos era de 79,0% (Quadro 1).

Para crianças com perturbações depressivas sobre o fundo do atraso mental, houve um atraso significativo no SR em todas as fases da idade, com uma diminuição predominante da idade na entrada na escola (idade 7 - 0,71 anos) e à medida que foram envelhecendo (0,8; 0,77; 0,74;, 0,76; 0,73; 0,71). Esta diminuição foi associada a uma diminuição nas seguintes categorias de socialização: autocuidado geral,   emprego,   comunicação,

independência,

socialização. Consequentemente, aos 7 e 14 anos de idade, a socialização de uma criança era 71,0% da norma de maturidade social. Para crianças com 9 anos de idade, a maturidade social era de 80,0%, 10 anos de idade de 77,0%, 11 anos de idade de 74,0%, 12 anos de idade de 76,0%, e 13 anos de idade de 73,0%.

Nas crianças com depressão orgânica houve um ligeiro atraso na idade social desde a idade cronológica até aos 10 anos (0,91), principalmente devido à reduzida capacidade de locomoção, independência, constituindo 91,0 % da maturidade social. A partir dos 11 anos de idade, houve uma diminuição acentuada da competência social infantil (0,83; 0,88; 0,83; 0,85) devido a categorias de independência, emprego, e comunicação deficientes. A maturidade social foi de 83,0% para crianças de 11 anos, 88,0% para crianças de 12 anos, 83,0% para crianças de 13 anos, e 85,0% para crianças de 14 anos.

As crianças com depressão neurótica tiveram uma ligeira diminuição da idade social versus idade cronológica (0,95; 0,91; 0,93; 0,93; 0,90; 0,94; 0,92; 0,92) devido à diminuição da socialização e comunicação das crianças. Assim, a maturidade social destas crianças era de 100,0% aos 6 anos, 95,0% aos 7 anos, 91,0% aos 8 anos, 93,0% aos 9 anos, 93,0% aos 10 anos, 90,0% aos 11 anos, 94,0% aos 12 anos, 92,0% aos 13 anos, e 92,0% aos 14 anos.

Assim, o desenvolvimento social das crianças com desordem depressiva sobre o fundo da esquizofrenia foi caracterizado pela formação desarmónica na fase de ambiente familiar e na fase de socialização precoce associada à frequência de instituições pré-escolares com alinhamento gradual para a normalização durante a idade escolar. Para as crianças com uma síndrome depressiva orgânica, a desarmonia na socialização precoce devido a tipos patológicos de paternidade na família e perturbações do clima familiar psicológico, com esta tendência a persistir enquanto frequentam a pré-escola e a escola, foram as mais típicas. Para crianças com distúrbios depressivos sobre o fundo do atraso mental, era típico um subdesenvolvimento pronunciado em todas as fases da ontogénese social com atraso predominante no período da idade escolar. Em crianças com perturbações depressivas neuróticas na estrutura das perturbações do desenvolvimento da ontogénese social foi dominado por um atraso significativo nas fases iniciais da ontogénese com compensação gradual durante a idade escolar.

Comparando os coeficientes sociáis das crianças em função da identidade nosológica da doença depressiva   , verificou-se que as taxas mais baixas de maturidade social eram características das crianças com doenças depressivas com retardamento mental devido a problemas de autocuidado geral, emprego, comunicação, independência,   capacidade   de socialização. Em crianças com distúrbios depressivos com esquizofrenia na idade escolar precoce, houve mesmo algum avanço da idade social aos 8-9 anos, com uma diminuição acentuada mais tarde devido à diminuição das capacidades gerais de autocuidado, independência, comunicação e locomoção. Nas crianças com perturbações depressivas orgânicas, ocorreu uma diminuição significativa da competência social a partir dos 11 anos de idade, principalmente devido à diminuição da independência, do emprego e da comunicação. Em menor grau, a diminuição da competência social era característica das crianças com perturbações depressivas neuróticas e era causada por desvios nas esferas da socialização e da comunicação.

CAPÍTULO III.
CARACTERÍSTICAS CLÍNICAS E DINÂMICAS DO CURSO DAS PERTURBAÇÕES DO HUMOR DEPRESSIVO EM CRIANÇAS

A maioria dos psiquiatras acredita que as perturbações depressivas são uma componente frequente de muitas doenças mentais, influenciando a sua essência e estrutura, com identificação precoce da identidade nosológica da doença necessária para determinar o prognóstico e as abordagens terapêuticas (A. S. Tiganov et al., 1986; N. M. Iovchuk, 1999; S. Mosolov. N., 1995; Panteleeva G. P., 1999). Existem várias sistematizações sindromológicas de perturbações depressivas em crianças, que não têm critérios unificados de agrupamento e, separadamente, não reflectem uma variedade de variantes fenomenológicas de depressão. Mais frequentemente, os PD foram divididos de acordo com o efeito predominante no quadro clínico. H. Kielholz (1980) dividiu a depressão em quatro formas principais: com melancolia e depressão, com ansiedade e agitação, formas apáticas e estados larvares com sintomas neurovegetativos e psicossomáticos. M. Kovacs (1984) destaca a "depressão maior", a distimia e o distúrbio de adaptação com depressão em crianças em idade escolar.

H. Remschmidt (1973) classificou a depressão circular em termos das suas características fenomenológicas, distinguindo variantes letárgicas, agitadas, hipocondríacas, e fóbicas. V.M. Bashina et al. (1999) considerado DN no âmbito dos 8 tipos mais comuns nas crianças: dinâmico, asténico, ansioso, melancólico, psicopatóide, disfórico, somatizado, com a adição de um grupo de estados depressivos, sendo um dos sintomas principais o comportamento anoréctico. A divisão de N.M. Iovchuk, A.A. Severny (1999) nos tipos de depressão em crianças baseia-se na determinação de uma desordem principal que domina sobre outros sintomas depressivos e que não desaparece durante os períodos do seu enfraquecimento temporário.

Considerando as características do quadro clínico em geral, foram descritas 14 variantes de depressão na infância: simples, melancólica, ansiosa, receosa, lacrimosa, disfórica, estuporosa, com distúrbios psicopáticos, adinâmica, asténica, steplike, anestésica e somatizada, e "insolência asténica adolescente".

Com base nas características clínicas e psicopatológicas, com base nas manifestações afectivas de hipotermia que acompanham J.F. Antropov (2001) atribuiu as seguintes variantes tipológicas de depressão neurótica: ansiosa, asténica, perturbada por astenia, perturbada por ansiedade. V. I. Posokhova (1982), E. S. Natalevich et al. (1982) alocar asténico, ansioso, disfórico, histérico, hipocondríaco da variedade de variantes clínicas de depressão reactiva existentes na prática psiquiátrica. V. A. Gurieva, V. Y. Semke, V. Ya. Gindikin (1994) propõe a seguinte tipologia de depressão: Estado astenodepressivo (variantes "ansioso" e "lento"); depressão melancólica típica; depressão com retardamento motor; depressão disfórica; depressão somatizada ou mascarada (variantes "hipocinético" e "hipocinético", hipocondríaco, astenoapático, equivalente delinquente); depressão associativamente acelerada. Ao avaliar esta classificação, é fácil ver que ela inclui tanto a depressão típica (de facto, pouco diferente da depressão adulta) como a depressão atípica. Esta abordagem diferenciada da fenomenologia da depressão, tendo em conta a taxa de desenvolvimento físico e mental individual de um adolescente, segundo M. G. Usov (1996), parece suficientemente flexível e destinada a desenvolver critérios de diagnóstico mais precisos.

Existem outras abordagens para o estudo da depressão com distúrbios comportamentais. N. M. Iovchuk (1989) dividiu as depressões psicopáticas pelo tipo de um efeito principal em duas variantes de estados depressivos: depressão disfórica e depressão sem uso. As principais diferenças entre os dois grupos foram a presença de sintomas acessórios em Unlust-depression, ideias de atitudes injustas, com uma restrição predominante de agressão ao círculo familiar, comportamento suicida, que poderia ser explicado pela influência do processo endógeno, uma vez que a Unlust-depression foi observada predominantemente na esquizofrenia. A. E. Lichko (1979) descreveu em pormenor três equivalentes depressivos: delinquente, hipocondríaco e astenoapático. O. D. Sosiukalo et al.

(1983), V. V. Kovalev (1985) considera o termo "equivalente delinquente da depressão" inadequado e sugere que seja chamado de "variante psicopata da depressão".

Usando a classificação tradicional de P. Kielholz (1972), que se baseia no princípio nosológico com separação das depressões orgânicas, esquizofrénicas e neuróticas, bem como uma abordagem diferenciada da fenomenologia da depressão infantil tendo em conta a taxa de desenvolvimento físico e mental individual (Usov M. G., 1996), estudámos as características clínicas do curso das depressões em crianças.

Ao analisar o quadro clínico do DN em crianças, verificou-se que os sintomas depressivos na infância são muito raramente estáveis e formam o quadro de um episódio depressivo completamente delineado. Para a maioria das crianças é uma variabilidade típica da sintomatologia, saturação por múltiplas perturbações (fragmentárias, temporárias, incompleto), combinado para formar um quadro complexo e mosaico. Ao estudar os tipos clínicos de depressão em crianças sem considerar a filiação nosológica, foi estudado o efeito predominante na estrutura da síndrome depressiva, distúrbios ideacionais, motores, comportamentais, algic, somato-psíquicos, distúrbios perceptuais, manifestações hipocondríacas, ideias de auto-censura, distúrbios do sono e da atracção.

A análise clínica e psicopatológica da estrutura da síndrome depressiva permitiu enfatizar o quadro clínico geral da depressão e distinguir os sinais psicopatológicos que caracterizam os tipos clínicos de depressão em crianças. Como resultado do estudo, foram destacados 7 tipos clínicos do curso de MD em crianças dos 6-14 anos de idade.

Tipo clínico simples, incluindo distúrbios ideacionais manifestados como lentidão da fala, monossilábicos e pensamento longo sobre respostas, recusa de actividades de jogo que requerem tensão e atenção mental, incapacidade de lembrar repetidamente material relido, distracção, dificuldade em compreender material novo. A diminuição do humor foi caracterizada pela prevalência da tristeza e da tristeza, da falta de alegria e da inactividade com um desejo de auto-isolamento, de retracção. As crianças pararam para cuidar da sua aparência, choraram muitas vezes, mostraram-se relutantes em sair, não comunicaram com antigos amigos, deixaram de se interessar pelo mundo exterior, não mostraram interesse mesmo em actividades recreativas. Retiraram-se de si próprios, limitando não só os contactos sociais com pares, mas também com familiares, exprimiram pensamentos sobre a sua própria inadequação, a sua falta de atractividade externa.

O vector de culpa relacionado com esta condição foi dirigido principalmente aos pais. Observou-se uma diminuição no progresso escolar até à recusa total de frequentar a escola. As crianças não conseguiam explicar a sua falta de vontade de estudar, mas muitas vezes diziam: "Não posso, não quero estudar". Manifestações da componente vegetativa da depressão caracterizavam-se pelas perturbações do regime sono-vigília sob a forma de encurtamento do sono, dificuldades em adormecer, pesadelos, sonolência durante o dia. Havia um distúrbio alimentar, o apetite diminuía, as crianças durante o dia sem o aviso dos pais podiam recusar completamente a comida, e se os pais insistissem, comiam apenas em pequenas porções, sendo selectivos em relação à comida (escolhendo um prato doce ou favorito). Houve queixas ocasionais de palpitações, tonturas, dores de cabeça ou desconforto corporal em diferentes partes do corpo. Episódios de choro ocorreram sem razão aparente durante o dia. As crianças choraram na mais pequena ocasião: por ofensa, um comentário, um encorajamento, uma pergunta, mesmo ao aparecimento de uma coisa nova, etc.
Perturbações episódicas de tipo disfórico, provocadas por observações dos pais, com agitação motora, choro, ameaças ridículas, e actuação.

O *tipo clínico disfórico* combina tipos clínicos com uma prevalência de ressentimento, irritabilidade e efeito malévolo atípico com insatisfação com os outros, irritabilidade, birras temperamentais juntamente com letargia ideatorial e queixas de um humor "mau", "zangado". Em geral o humor era sombrio, sombrio, sem alegria com ausência de prazer de qualquer tipo de actividade, insatisfação connosco próprios e com os outros, hostilidade combinada com reticências e tensão. A queixa dominante das crianças era um sentimento de ressentimento próprio relacionado com a atitude injusta dos outros, o abandono. Episódios de choro ocorreram contra um pano de fundo de irritação, as ideias de falta de atractividade própria foram activamente expressas. As crianças cometeram acções ilegais e agressivas dirigidas não só contra os outros, mas também contra si próprias. A razão da hospitalização da maioria das crianças foi uma tentativa de suicídio ou expressões de ameaças ou pensamentos suicidas. As crianças expressaram ideias da sua própria inadequação, falta de atractividade ("Sou feio", "Sou estúpido", "Sou mau"). O comportamento era oposto, desafiador: as crianças danificavam os seus pertences e os dos seus pais, fugiam de casa, vagueavam por aí. Reagiram a medidas educativas com irritação, expressaram ideias sobre a injustiça do castigo e a falta de apreço dos seus próprios pais: "ninguém me compreende, não me amam" ou com ameaças suicidas. As crianças começaram a fumar, a beber álcool, a agrupar-se com adolescentes anti-sociais, a cometer furtos tanto em casa como na escola, a recusar-se a frequentar ou a quebrar a disciplina na escola. O desempenho académico diminuiu acentuadamente, apareceu fadiga e uma perspectiva pessimista da vida. As crianças deixaram de se preocupar, não se lavavam, não mudavam de roupa. Muitas vezes fugiram de casa, vaguearam por aí, recusaram-se a comunicar com os seus pares ou foram agressivos para com eles.

O *tipo clínico hipocondríaco* incluía complexo de sintomas com manifestações somato-álgicas maciças. Apontando para mudanças no estado mental da criança, os pais queixaram-se de várias dores corporais ou sensações desagradáveis com uma clara projecção de órgãos, ou sensações corporais desagradáveis em geral. As queixas somáticas gerais manifestaram-se por dores de cabeça, episódios de tonturas, desmaios, sensação de fraqueza, letargia, arrepios, suores, extremidades frias, subfebril, baixa actividade da criança. No lado do tracto gastrointestinal, foram notadas queixas de dor abdominal aguda, náuseas, vómitos ocasionais, falta de apetite ou selectividade na alimentação. Sistema respiratório: dispneia, episódios de asfixia, episódios de angústia respiratória. As dores variavam de leves, mas debilitantes, a agudas. Sistema cardiovascular: taquicardia, sensação de interrupção da actividade cardíaca. A aparência externa da criança criou uma imagem de grave enfermidade física. Estas doenças podem ser extremamente diversas, substituindo-se frequentemente umas às outras, ou, pelo contrário, monótonas, limitadas a uma queixa constante. Muitas vezes as crianças estavam convencidas de uma doença incurável. Foram observadas perturbações do apetite ao ponto de se recusar a comer em todas as crianças. Perturbação do sono sob a forma de dificuldade em adormecer, sono intermitente e superficial. As crianças foram retiradas nas suas preocupações, isoladas dos outros. Foram relutantemente à escola ou recusaram-se completamente a estudar em ligação com a saúde precária. Episódios de mal-estar geral foram interrompidos por explosões de irritabilidade com lágrimas, expressões de pensamentos sobre a morte. As crianças perderam o interesse em ocupações anteriores ou completamente na vida, estavam inactivas, e passaram muito tempo na cama. As manifestações asténicas prevaleceram na primeira metade do dia, sob a forma de fraqueza, lentidão, letargia, tédio. Pela lágrima da noite, a agitação motora, a irritabilidade aumentou. As crianças ficaram a chorar, tentaram constantemente chamar a atenção para si próprias, expressando ideias da sua própria falta de atractividade. A diminuição do humor era indiferenciada e mascarada pela ansiedade geral da criança.

O *tipo clínico ansioso-fóbico* uniu casos com a manifestação expressa de sintomatologia ansioso-fóbica mascarando as perturbações depressivas existentes. A condição era caracterizada não só por uma amplificação dos medos "fisiológicos" da infância - escuridão, solidão, manipulações médicas, mas também pela ocorrência de medos ligados a um sentimento de ameaça de existência (medo da morte, violência física). Noutros casos, o medo da criança aumentou com receios ansiosos cobrindo a esfera vital habitual da criança ("tenho medo de ser espancado na escola", "e se houver uma guerra", "como viveremos se o papá for despedido"). O aumento da ansiedade da criança foi acompanhado pela ocorrência de episódios de ansiedade psicomotora relacionados com alterações de uma situação externa (na partida da mãe, aparecimento de uma nova pessoa em casa). O vector dos medos ansiosos foi dirigido para o futuro e cobriu a esfera habitual da vida da criança (família, escola): "e se eu não terminar a escola", "e se os pais morrerem, eu ficarei sozinho". As recusas de frequentar a escola estavam relacionadas com receios da escola, professores, aglomeração de crianças, resposta no quadro negro. À noite, houve uma amplificação da componente ansiosa. Os medos ocorreram episodicamente com agitação da fala, sobreexcitação motora com movimentos estereotipados (correr no lugar, mudar as coisas), choro, exigindo dissuasão de parentes próximos. Periodicamente estes estados alternam-se com o efeito da melancolia, com queixas de "uma sensação de peso, uma pedra sobre a alma".

As crianças tornaram-se retraídas, lacrimejantes, negativas, irritáveis. Eles choravam frequentemente, especialmente à noite e à noite. Queixavam-se de "sonhos terríveis", cujo conteúdo não conseguiam transmitir. Pararam para aspirar a actividades recreativas - caminhadas, ver desenhos animados, etc. Comunicaram relutantemente com os seus pares, esperando ameaças da sua parte. Tornando-se apáticos, apáticos, aspiravam a passar mais tempo com os pais. A diminuição do humor era representada pela tristeza, retraimento, as crianças eram letárgicas, lentas, queixavam-se constantemente de cansaço, sonolência, recusavam-se a comunicar e a divertir-se no círculo de amigos e familiares, reagiam mal aos presentes e eventos divertidos dos pais, relutantes em sair de casa. Ao mesmo tempo, notou-se o choro, que se intensificou à noite.

O *tipo clínico autoagressivo* incluía um complexo de sintomas com tendências suicidas predominantes na sintomatologia depressiva. A separação desta variante clínica do tipo clínico disfórico deve-se ao facto de o comportamento agressivo da criança ter sido predominantemente autodirigido sob a forma de tentativas de suicídio ou de lesões auto-infligidas. O comportamento auto-agressivo manifestava-se por actos suicidas únicos ou repetidos de natureza exagerada (asfixia com almofadas, auto-penadas nas escadas da escola, envenenamento por comprimidos, dissecações de veias, etc.) ou lesões próprias (arrancar o cabelo, sobrancelhas, cortes de pele, tentativas de bater com a cabeça contra objectos duros). As tentativas de suicídio foram explicadas como "vida insuportável", "sensação de que não são compreendidas", má atitude dos pares e dos pais. As crianças choravam frequentemente, culpando o ambiente pela sua condição, acreditando que os seus pais não os amam, "picam-nos", castigam-nos injustamente. Estas declarações foram combinadas com ideias próprias pouco atractivas ("Sou mau", "Sou culpado perante todos"). Um humor pesado, sombrio e sombrio foi acompanhado por reticências, tensão e hostilidade, insatisfação consigo próprio e com os outros. Esta condição era acompanhada de insónia, ansiedade, encurtamento do sono nocturno e sonolência diurna. As crianças tinham um apetite reduzido até à recusa de comer. Recusando-se a ir à escola, as crianças escondiam-se, e se os pais insistissem, faziam tentativas de suicídio na escola.

O *tipo clínico regressivo* foi definido pela prevalência de sintomas de regressão mental. Este complexo sintomático é característico de todas as perturbações depressivas em crianças. Característica para ela é a ocorrência de perturbações regressivas (mais precisamente - pseudo-regressivas), ou seja, regresso às formas de comportamento e capacidades próprias de uma idade mais jovem. As perturbações pseudo-regressivas na depressão infantil foram expressas em suspensão temporária do desenvolvimento quando durante semanas e meses, reposição de vocabulário, aquisição de novas funções motoras, habilidades de auto-serviço, formas mais complexas de jogo pararam. Observámos a ocorrência de enurese ou encopresis em crianças com capacidades de auto-serviço já formadas e o desaparecimento destas perturbações em simultâneo com sintomas depressivos. Houve uma mudança de comportamento na direcção das formas infantis: aspiração a brincar com brinquedos infantis, aparecimento de entonações infantis na fala, desleixo no vestir e comer, exigência de "tomar nas mãos". Havia uma tonalidade pueril de comportamento: imitação na pronúncia de crianças de idade mais nova, perda de capacidades de auto-serviço, perda dos conhecimentos escolares recebidos. As crianças perdem o sentido da vergonha, podem expor-se ou ir à casa de banho em frente de estranhos. Exigia constantemente a presença da mãe ou do prestador de cuidados nas proximidades, movia-se de mão em mão. Recusaram-se a ir sozinhos para as instituições públicas e ficaram em casa sozinhos. Tivemos medo da comunicação com os adultos e crianças circundantes.

Tinham uma diminuição pronunciada no seu desempenho escolar, não podiam aplicar os conhecimentos adquiridos e muitas vezes recusavam-se a ir à escola. Eles choravam o tempo todo, exigiam vê-los na rua. Responderam a perguntas fora de ordem. Tornaram-se demasiado compassivos, "sentindo pena dos pássaros que estão a congelar na rua", e "brinquedos partidos". Nas crianças mais velhas havia demonstração, ressentimento, aspiração excessiva à limpeza ou, pelo contrário, recusa de procedimentos higiénicos. O fundo do estado de espírito era caracterizado por adynamicidade, passividade, lentidão, temor. Surgiram receios de conteúdos infantis: da própria morte e morte dos pais, medo de acontecimentos ou assuntos inexistentes (o Baba Yaga, o Barba Azul, Koschey o Imortal, demónios, monstros), medo de animais que não estavam disponíveis na nossa região (um crocodilo comê-los-á, um leão pisará um hipopótamo). De acordo com estes receios, o comportamento das crianças mudou: tentaram passar tempo em casa, juntamente com os seus pais, desconfiaram dos outros, reagiram negativamente às tentativas de dissuasão com elementos de irritação, terminando em lágrimas. Os eventos e actividades emocionais positivos não causaram uma resposta emocional neles.

O *tipo clínico magifénico* incluía um complexo de sintomas com mudanças no comportamento da criança dirigido a actividades confessionais: leitura de literatura religiosa (a Bíblia, literatura das Testemunhas de Jeová, etc.), expressão de pensamentos sobre a presença do diabo ou poderes impuros, realização de rituais religiosos, etc. Crianças activas e alegres isolaram-se do ambiente imediato, expressaram ideias de pecaminosidade e culpa, e assistiram de bom grado a eventos confessionais. A má adaptação da escola manifestou-se por ausências frequentes ou recusa total de assistir às aulas. As crianças tornaram-se inactivas, procurando passar tempo em reclusão.

A recusa de entreter foi explicada não só por manifestações apáticas, mas também teve um carácter auto-depreciativo: "Não sou digno". As ideias da própria falta de atractividade, pecaminosidade, pensamentos de morte foram activamente expressas. O negativismo para com os pais manifestou-se a partir das expressões de ideias da criança sobre o tratamento mau ou injusto dos seus pais até à formação de atitudes ilusórias em relação a eles. Muitas vezes houve perturbações psicoprodutivas agudas sob a forma de alucinações visuais e auditivas e delírios de carácter demoníaco - vozes do deus, do diabo, forças impuras, parentes mortos "que chamavam por eles", aparições de pessoas que lhes tiravam a sua força vital. Esta condição foi acompanhada por um encurtamento do sono nocturno (sono longo adormecido, sono pouco profundo ou insónia completa) com pesadelos (morte, cadáveres, os mortos) e distúrbios alimentares (diminuição do apetite, jejum, selectividade na alimentação). O humor era escassamente diferenciado e diminuía com constante lacrimejamento. As crianças referiam-se mais frequentemente ao seu humor como "triste, negro, cinzento, insuportável".

3.1. Características clínicas da depressão em crianças com esquizofrenia

Investigando as perturbações depressivas na esquizofrenia (SD) em crianças, muitos autores concluem que estas perturbações podem surgir em qualquer período da infância em formas psicopatologicamente peculiares (Iovchuk N.M., Koziulia V.G.,1981; Iovchuk N.M., 1989). G. F. Kolotilin (1971) atribuiu aos sinais diagnósticos cardeais do SD, para além da monotonia do afecto, da pretensão e da inadequação das acções suicidas, a presença de fantasias delirantes com elementos de pseudo-alucinações e ideias de influência. H. Remschmidt et al. (1973) notou sinais iniciais de psicose esquizofrénica (delírios, sintomas de transtorno do pensamento, alterações de humor bipolar, sinais de destruição da personalidade) na infância e adolescência, que por vezes passam despercebidos porque as perturbações afectivas com ideias de pecaminosidade, remorso, perturbação de todas as funções de actividade são tão exuberantes que "anulam" os sintomas patognomónicos da esquizofrenia. M.S. Vrono (1973) considerou, que as características mais características do DS infantil são letargia, capricho, lacrimejamento, distúrbios vegetativos, queixas de fraqueza, desconforto corporal incerto, e também medo, ansiedade irresponsável, medo pela própria vida, vida e saúde dos familiares, ansiedade, muitas vezes acompanhada de aspiração ao suicídio, agitação. W. Spiel (1961) considerou as características do SD como sendo um efeito vazio, a predominância no quadro clínico de apatia, fadiga, letargia, por vezes combinada com confusão e ansiedade.

A. S. Lomachenkov (1971) descreveu perturbações afectivas na esquizofrenia combinadas com inadequação emocional e mental, dissociação ideatorial-motora, tensão, paradoxalidade, e desmotivação. E. I. Semenovskaya (1972) em esquizofrenia periódica em crianças em idade pré-escolar descreveu convulsões com predominância do medo, delírios de fantasia, delírios depressivos, afectivo-catatónicos e convulsões afectivas. Entre as características do SD nas crianças, ela nomeia distúrbios motores e somatovegetativos pronunciados na ausência de tristeza, tendências suicidas e mudanças de humor diurnas. Em crianças de 2-5 anos de idade, prevalecem os distúrbios distómicos com irritabilidade, ressentimento, raiva, distúrbios do sono, medos ou adinamia (tédio, letargia, sedentarismo, desinteresse pelo ambiente) e negatividade com resistência, mutismo e manifestações transitórias de regressão.

As depressões em crianças de 5-8 anos são mais complexas, acompanhadas de queixas de sensações corporais desagradáveis, ideias rudimentares de auto-culpa, fenómenos de hiperestresia psíquica. V. N. Mamtseva (1988) descreveu em crianças esquizofrénicas de 6-14 anos de idade depressões mascaradas por persistentes perturbações febris ou pseudoneurológicas: dores de cabeça, vertigens com perturbação do equilíbrio e sintomatologia oculovestibular combinada com despersonalização, deserealização e sensação de perda de energia. Apesar da peculiaridade fenomenológica, a depressão em crianças é bastante comparável à depressão em adultos. V. M. Bashina (1981) desenvolveu uma tipologia de perturbações afectivas em várias formas de esquizofrenia infantil. Na estrutura de ataque como esquizofrenia com um curso pouco progressivo, foram destacados seis tipos de depressão: asténica, suave, temperamental (rabugenta), com manifestações sensórias marcadas, com desordens de autoconsciência, agitada.

O esquema clínico do SD é adquirido pela adolescência, permitindo-nos conduzir uma observação dinâmica e determinar com maior precisão o diagnóstico nosológico da doença. A idade média de início da síndrome depressiva na esquizofrenia foi de 11,75±1,8 anos e a doença é predominantemente observada em rapazes, confirmando a maior prevalência do SD entre este género (Vrono M., 1983; Bashina M., 1980; Eggers Ch., 1973). Assim, de acordo com H. Stutte (1960), as primeiras formas de esquizofrenia são observadas 3,5 vezes mais frequentemente nos rapazes do que nas raparigas.

A divisão em tipos clínicos de estados depressivos em crianças baseia-se na determinação de uma desordem principal que domina sobre outros sintomas depressivos e não desaparece durante períodos do seu enfraquecimento temporário: a natureza do humor prevalecente, e na ausência da sua diferenciação e estabilidade - desordens ideatoriais, motoras ou somatovegetativas.

Tendo em conta as peculiaridades do quadro clínico, foram distinguidas seis variantes de depressão na esquizofrenia infantil: somatizada, magifrénica, autoagressiva, psicopata, simples, ansiosamente monótona.

O tipo clínico hipocondríaco de depressão na esquizofrenia incluía um complexo de sintomas com manifestações somato-álgicas maciças. De particular importância na clínica são as variantes de depressões mascaradas na esquizofrenia infantil. V. N. Mamtseva (1988), A. A. Severny (1992), I. N. Tatarova (1985), O. D. Sosyukalo (1984) e A. A. Kashnikova (1983) descrevem casos de hipertermia, perturbações vegetovasculares e perturbações comportamentais como "máscaras". Estas condições em alguns casos mascaradas, em outros complementaram as depressões, ao contrário da depressão mascarada (vegetativa, lavalier). O complexo de perturbações psicoprodutivas agudas (delírios, alucinações) estava presente praticamente em todos os casos de observação, mas tinha um toque de somatização. Apontando para mudanças no estado mental da criança, os pais queixaram-se de várias dores ou sensações desagradáveis de natureza somática geral: dores de cabeça, episódios de tonturas, estados de desmaio, sensações de fraqueza, letargia, baixa actividade da criança.

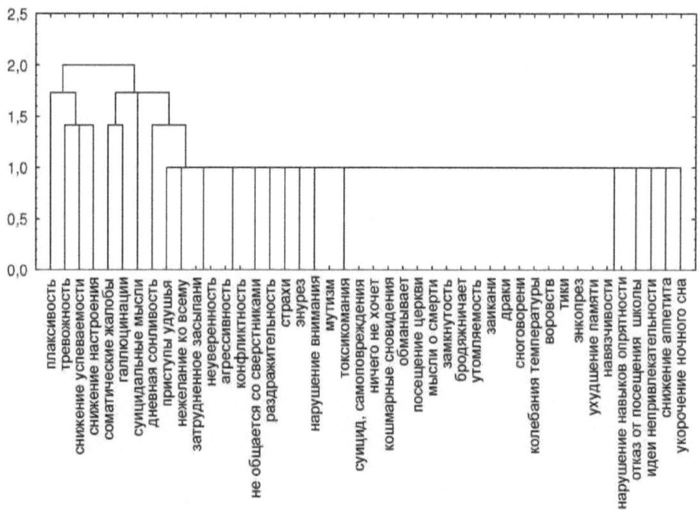

Figura 16. Análise em grupo do estado mental de crianças com o tipo hipocondríaco do curso clínico de depressão sobre o fundo da esquizofrenia.

Queixas gastrointestinais: dores abdominais agudas, náuseas, vómitos ocasionais, falta de apetite ou selectividade na alimentação. Sistema respiratório: dispneia, episódios de asfixia. As dores variavam de leves, mas debilitantes, a agudas, para as quais a equipa da ambulância foi repetidamente chamada. A duração das queixas persistiu durante mais de 6 meses, a criança foi examinada repetidamente (ambulatório e internamento) por especialistas somáticos e foi tratada com vitaminas e fármacos antrópicos sem eficácia. Utilizando a técnica de análise de agregados, identificámos dois agregados principais de manifestações clínicas que ocorrem nestas crianças (Fig. 16).

O grupo somatohipotímico incluiu queixas de carácter somático: palpitações, tonturas, náuseas, fraqueza, perturbações do sono, várias dores combinadas com letargia ("as pernas estão cansadas, não querem andar", "os braços e as pernas estão pesados", "é difícil andar, mal consigo carregar a minha mala"). A presença destas queixas foi combinada com uma mudança na aparência da criança e criou uma imagem de uma doença física grave. Estas doenças podem ser extremamente diversas, substituindo-se frequentemente umas às outras, ou, pelo contrário, monótonas, limitadas a uma queixa constante. A dor abdominal era a queixa mais comum nas crianças em idade pré-escolar, e a dor de cabeça nas crianças em idade escolar primária. Muitas vezes as crianças estavam confiantes na incurabilidade da doença, mesmo ao mencionar a doença ou morte de alguém aumentavam a ansiedade, usavam em termos médicos da fala contendo uma ameaça óbvia: cancro, SIDA, lepra, colapso, meningite, etc. As queixas somáticas eram acompanhadas de fracas manifestações de sintomas hipotímicos sob a forma de recusa de comer, instabilidade do humor, lacrimejamento, recusa de procedimentos higiénicos, perturbações do sono. As perturbações alucinatórias eram predominantemente auditivas sob a forma de chamadas de nomes, frases esparsas. Em regra, as alucinações eram determinadas pelo questionamento clínico e eram o principal factor de recusa em comunicar com as pessoas próximas e próximas, as crianças passavam muito tempo sozinhas, mas prefeririam não estar sozinhas. Se, por alguma razão, os seus pais os abandonassem, eles tinham estados de ansiedade que agravavam a sintomatologia depressiva. O grupo apatoabólico foi definido por queixas de uma diminuição da actividade da criança até à recusa de frequentar a escola ou ir passear, desejo de passar longas horas na cama, inactividade, "falta de interesse na vida".

O *tipo clínico magifránico* de depressão na esquizofrenia incluía um complexo de sintomas com uma mudança no comportamento da criança dirigida a actividades confessionais (leitura de literatura religiosa: a Bíblia, literatura das Testemunhas de Jeová, expressão de pensamentos sobre a presença do diabo ou de poderes impuros, etc.).

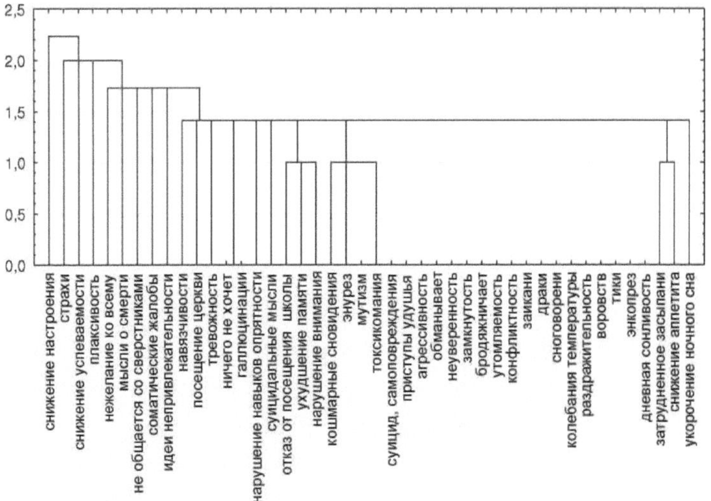

Figura 17. Análise de agrupamento do estado mental das crianças
com um tipo de curso clínico magifénico de depressão sobre o fundo da esquizofrenia.

As mudanças na condição da criança foram definidas pelos pais como comportamento inadequado, quando crianças activas e alegres se isolaram do ambiente mais próximo, expressaram ideias de pecaminosidade e culpa. Apareceram alucinações sob a forma de ouvir a voz de deus ou do diabo, delírios em relação a parentes ou a eles próprios. Utilizando a análise de agrupamento, foram identificados três agrupamentos principais de manifestações clínicas (Fig. 17).

O grupo vegetativo-confessional manifestou-se por manifestações vegetativas sob a forma de encurtamento do sono nocturno (sono longo adormecido, sono pouco profundo ou insónia completa) com pesadelos ("morte, cadáveres, pessoas mortas") e perturbações do comportamento alimentar (diminuição do apetite, jejum, selectividade na ingestão alimentar). Foram observadas mudanças comportamentais de crianças com aspiração a frequentar a igreja, mudança de estilo de roupa, exigência de baptismo, leitura de literatura religiosa, realização de rituais religiosos. O comportamento da criança limitava-se à esfera de actividade da vida mais próxima (família, escola). As crianças recusaram-se a comunicar com os seus pares, mas comunicaram voluntariamente com as pessoas à sua volta durante as actividades confessionais. A má adaptação da escola manifestou-se por frequentes ausências da escola.

Havia perturbações psicoprodutivas agudas sob a forma de alucinações visuais e auditivas e delírios de carácter demoníaco - vozes de deus, diabo, poderes impuros, parentes mortos "que chamavam por eles", aparições de pessoas que lhes tiravam a sua força vital. O grupo apático era caracterizado pela inactividade, aspiração a passar tempo em solidão, desinteresse "em tudo". A recusa de entreter foi explicada não só pelas manifestações apáticas, mas também por uma conotação auto-diminutiva: "Não sou digno". As crianças expressaram activamente as ideias do seu próprio desinteresse, pecaminosidade, pensamentos sobre a morte, apresentaram um grande número de queixas sobre o seu estado de saúde. O grupo hipotímico caracterizou-se por um estado de espírito indiferenciado, com constante lacrimejamento. As crianças chamavam mais frequentemente o seu humor de "preto, cinzento, insuportável", mas não falavam muito das suas experiências aos pais. O negativismo para com os seus pais manifestou-se a partir da expressão de pensamentos da criança sobre o tratamento mau ou injusto dos seus pais até à formação de atitudes ilusórias em relação a eles. Para ilustrar, aqui está uma observação clínica de um paciente.

Observação 1

C. A., idade 11. Admitido pela primeira vez. Queixas na admissão: não dorme bem à noite (não adormece, acorda), sente uma presença estranha, ouve barulho, sente ansiedade. A hereditariedade não é prejudicada. Vive com a mãe e o padrasto, a criança é do primeiro casamento da mãe. Há mais uma filha até ao segundo casamento, saudável. A avó do lado do pai era notável pelo seu carácter complexo. A mãe tem 34 anos, tem educação superior, trabalha como professora. O pai tem 42 anos, tem uma educação técnica média, trabalha como foguista. Os pais divorciaram-se devido aos traços complicados de carácter do pai (irascibilidade, inactividade, abuso de álcool). A situação na família é favorável, as relações com o padrasto são boas.

Ele nasceu da sua primeira gravidez difícil. A mãe foi repetidamente internada no hospital. Entregue a tempo, estimulado. O peso 3100 gramas, gritado imediatamente, foi fixado ao peito na sala de parto. Não foi observado por neurologista durante o primeiro ano de vida. A criança desenvolveu-se psicomotora de acordo com a idade, começou a sentar-se aos 6 meses, a andar aos 11 meses, a separar palavras aos 1,5 anos. O discurso frasal foi totalmente formado pela idade de 3 anos. Desde criança que era silencioso, "não sorria". Frequentou o infantário desde os 3 anos de idade até à idade escolar. Adaptou-se extremamente mal, chorava com frequência, "temia que o esquecessem no infantário", estava constantemente preocupado até à chegada da sua mãe. Brincava pouco com as crianças e participava relutantemente em matinés. Frequentou a escola quando tinha 7 anos de idade, seguindo o programa de educação geral. Dominava bem o programa, era indiferente à aprendizagem, não tinha amigos na turma. Actualmente está a estudar no 6º ano. Na infância teve constipações, aos 4 anos de idade teve episódios de sonho, sonhar, não consultou médicos, não recebeu tratamento. O paciente negou quaisquer eventos traumáticos, convulsões, ferimentos, e operações sob anestesia geral. O sono inquieto desde a primeira infância. Dois meses antes da admissão no hospital, o seu estado mudou, ele estava menos activo e deixou de sair, começou a estudar toda a literatura religiosa disponível. Depois disso, recusou-se a comer carne ("carne morta"), avisou que havia algum tipo de espírito impuro em sua casa, ouviu alguns barulhos e sentiu que alguém estava no apartamento. Ele insistiu em ser baptizado. Durante o baptismo num mosteiro, ele perdeu a consciência. Depois de regressar a casa, aspergir água benta nas paredes da casa, ler uma oração para expulsar um espírito impuro. Passava o tempo todo no seu quarto. Desde então, praticamente deixou de dormir à noite, limitando-se drasticamente na ingestão de alimentos. Durante dois dias antes da hospitalização, ele bebeu apenas água, porque estava em jejum. A mãe chama a criança de "malófila".

Estado somático: físico normosténico. Pele e membranas mucosas visíveis de cor normal. O Pharynx estava calmo. A respiração era vesicular, não havia balanços. Os tons do coração eram claros e rítmicos. O abdómen era macio e indolor. O fígado e o baço não foram aumentados. A excreção fisiológica foi normal. Testes de sangue clínicos e bioquímicos, análise geral de urina sem resultados anormais.

Estado neurológico: as fendas dos olhos são iguais em ambos os lados, as pupilas são arredondadas, a reacção à luz é preservada. A inervação craniana não é prejudicada. O paciente executa com confiança os testes de coordenação. Nenhuma deficiência sensorial detectada. EEG: desorganização difusa moderada da actividade bioeléctrica. Sem diferenças interhemisféricas ou focalização. EEG: sem patologia.

Estado mental: o paciente entra em contacto, todos os tipos de orientação são preservados. O fundo do estado de ânimo é reduzido, ansioso, olha em volta repetidamente, observa que há um "espírito de forças impuras" no escritório. Não se pode dormir à noite, parece que há alguém no quarto: "O diabo está a observar-me, vejo-o a mover um banco, ouço ranger. Quando vai à escola, sente que alguém o está a seguir. Ele é obrigado a verificar repetidamente que não há ninguém por trás dele. Ele não está satisfeito com a situação na casa: "O diabo apoderou-se do padrasto, por isso ele está a incomodar, está constantemente a praguejar e entra bêbado. Para se proteger do diabo, foi baptizado, "mas o poder impuro já estava em mim, por isso perdi a consciência". Emocionalmente responsável, chora. Memória, intelecto sem violações grosseiras. O pensamento é sequencial, a um ritmo habitual. Durante 64 dias de observação dinâmica, frequentou o hospital. Trouxe uma Bíblia, leu-a das crianças, recusou-se a comer no hospital, comeu apenas o que abençoou em casa com água benta e trouxe com ele. Ele preferia roupa de cor escura, "uma vez que ainda não me livrei do poder impuro. Ele estava ansioso.

Diagnóstico: transtorno esquizotipado.

Análise de observação: nascida da primeira gravidez em processo contra o pano de fundo da constante ameaça de aborto espontâneo. A formação de funções mentais e locomotoras teve lugar em termos habituais. Foi observada uma disontogénese de desenvolvimento: na fase da primeira crise etária - formação retardada das estruturas dos componentes cognitivos e volitivos, formação dissociativa dos componentes emocionais e comportamentais e desenvolvimento físico normal. Na fase da crise da segunda idade houve uma mudança estrutural dos componentes comportamentais e afectivos sob a forma de mudanças na estrutura e na forma de socialização. Ele estava relutante em comunicar com as crianças circundantes, com dificuldade de adaptação num grupo de crianças. Ele foi criado numa família com uma estrutura alterada (padrasto), o tipo de educação aceite na família era "hiperprotecção pandering hyperprotection". A condição da criança foi definida pela sintomatologia depressiva do tipo magifrénico com alucinações fragmentadas e delírios.

O *tipo clínico autoagressivo* de depressão em SD incluía um complexo de sintomas com tendências suicidas predominantes na sintomatologia depressiva. A separação desta variante clínica do grupo disfórico está relacionada com o facto de o comportamento agressivo ter sido predominantemente auto-dirigido sob a forma de tentativas de suicídio ou de automutilação. Embora as crianças em idade escolar se diferenciassem entre a vida e a morte, avaliaram a morte como um fenómeno temporário. A compreensão da finitude da própria vida e a preocupação com ela foram observadas entre quase todas as raparigas a partir dos 12 anos e os rapazes a partir dos 15, no entanto apenas 20,0% dos adolescentes se aperceberam que a morte é o fim final da vida física e espiritual (Isaev D.N., 1993).

Na nossa amostra de investigação, as crianças não atingiram o período de idade necessário e cometerem tentativas de suicídio ou automutilação foram associadas à presença de DR. Os pais notaram uma mudança no estado da criança devido ao aparecimento de humor reduzido, lágrimas, recusa de procedimentos de higiene, irritabilidade que surge quando os pais tentam clarificar a situação, expressando pensamentos de não querer viver, de automutilação ou de tentativas de suicídio. Utilizando a técnica de análise de clusters, identificámos três clusters principais de manifestações clínicas (Fig. 18).

O grupo hipotímico foi expresso por manifestações vegetativas sob a forma de insónia, ansiedade, sono nocturno mais curto, sonolência diurna. As crianças tinham um apetite reduzido, até e incluindo a recusa de comer. As crianças choravam frequentemente, culpando o ambiente pela sua condição, acreditando que os pais não os amavam, "picavam-nos", castigavam-nos injustamente. Estas declarações foram combinadas com ideias próprias pouco atractivas ("Sou mau",

"Sou culpado perante todos"). O humor pesado, sombrio e sombrio era acompanhado de reticências, tensão, hostilidade, insatisfação consigo próprio e com os outros. As crianças expressaram activamente ideias suicidas. Recusaram-se a ir à escola, esconderam-se, se os pais insistissem, fizeram tentativas de suicídio na escola.

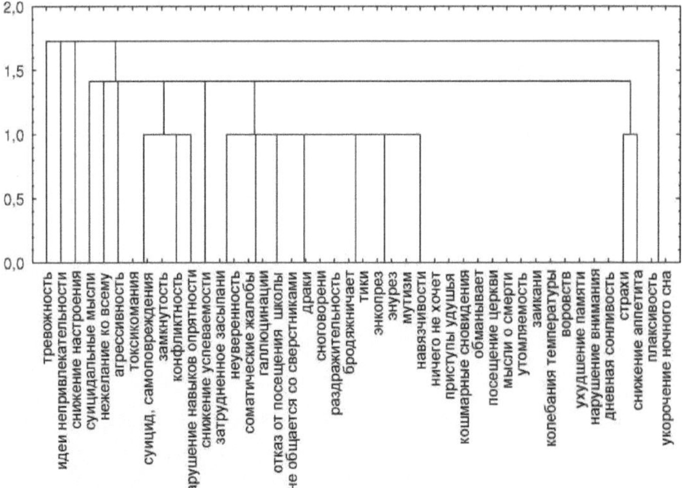

Figura 18. Análise de agrupamento do estado mental das crianças
com curso clínico de depressão de tipo autoagressivo sobre o fundo da esquizofrenia.

O grupo psicopata caracterizou-se por explosões de raiva, rudeza, palavrões para com familiares próximos. Episódios de irritabilidade alternados com lágrimas e depressão. As crianças aspiravam a sair de casa, vagabundearam, juntaram-se a personalidades anti-sociais, recusaram-se a comunicar com antigos amigos.

O grupo auto-agressivo manifestou-se cometendo acções suicidas únicas ou repetidas, que tinham carácter pretensioso, ou por automutilação. As tentativas de suicídio foram explicadas por "vida insuportável", "sensação de que não são compreendidas", má atitude dos pares e dos pais. Para ilustrar, aqui está uma observação clínica de um paciente.

Tipo clínico disfórico   .   Mudança de estado.
caracterizavam-se principalmente pela rudeza, insolência, rancor, agressividade, aumento da excitabilidade, despotismo combinado com perturbações comportamentais: absentismo, recusa de frequentar a escola, lutas, comportamentos anti-disciplinares, vagabundagem. Utilizando a técnica de análise de agrupamento, identificámos um agrupamento global de manifestações clínicas, dividido em dois subgrupos principais (Fig. 19).

O primeiro subgrupo do estado mental alterado foi representado por <u>perturbações comportamentais de carácter psicopata</u>. As crianças tornaram-se conflituosas, agressivas em relação aos familiares, amigos e animais de estimação mais próximos, expressando ideias ilusórias fragmentadas da atitude em relação ao ambiente mais próximo. Surgiu uma atitude hostil esmagadora em relação às pessoas mais próximas, na maioria das vezes mães. Foram registadas explosões de raiva com combatividade e rancor, nestes momentos podiam infligir graves lesões físicas às pessoas em redor. Depois de saírem de casa, começaram a vagabundear, a usar bebidas alcoólicas. Quando iam à escola, eram agressivos com os colegas, reagiam às suas observações com uma reacção negativa tempestuosa, e passavam o tempo nas aulas passivamente. No entanto, raramente se recusaram a ir à escola.

<u>O segundo grupo foi representado</u> pelas manifestações caracterizadas pelo humor rebaixado, verbalizado como pesado, sombrio, amuado. As crianças estavam sempre insatisfeitas com algo, retraídas, mal-humoradas, indisponíveis. Demonstraram insatisfação com todo o tipo de actividade, mesmo aquelas que antes amavam. Fantasiaram prontamente com a morte, mas não expressaram intenções suicidas. Houve uma ligeira mudança de apetite em relação ao consumo de alimentos favoritos e recusa de outros. As perturbações do sono manifestaram-se predominantemente por dificuldades em adormecer e pela presença de pesadelos sádicos ou sexuais. Ideias

A auto-abaversão e a auto-culpação eram intermitentes, com expressões episódicas de insuficiência.

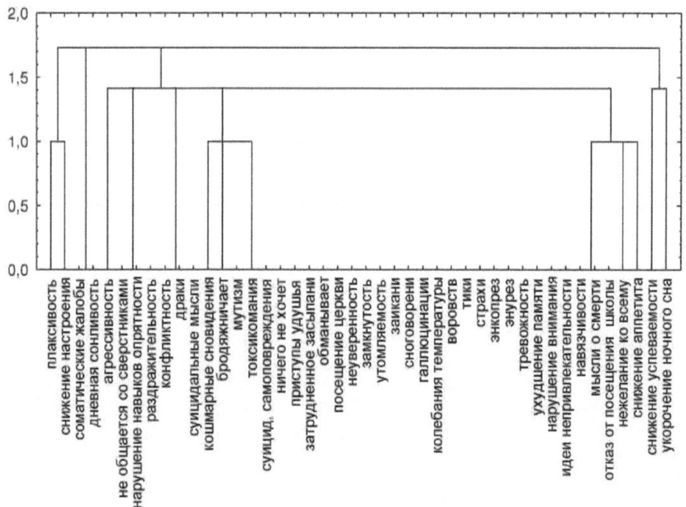

Figura 19: Análise em grupo da condição psiquiátrica de crianças com curso de depressão do tipo disfórico sobre o fundo da esquizofrenia.

O tipo clínico simples de depressão SD infantil combinou tipos clínicos com uma prevalência de humor reduzido, tristeza e tristeza pouco diferenciada, acompanhada de baixa auto-estima e de uma avaliação pessimista do presente e do futuro. Os pais queixaram-se da tristeza e do sofrimento dos seus filhos, acompanhados de uma baixa auto-estima e de uma avaliação pessimista do presente e do futuro.

As crianças estavam deprimidas, sem alegria, queixavam-se de tédio, desejo de chorar sem motivo. Eventos agradáveis não causaram uma reacção emocional vívida, enquanto factores negativos externos insignificantes pioraram significativamente o bem-estar e o humor. Utilização da técnica

técnica de análise de agrupamento, identificámos um agrupamento geral de manifestações clínicas (Fig. 20).

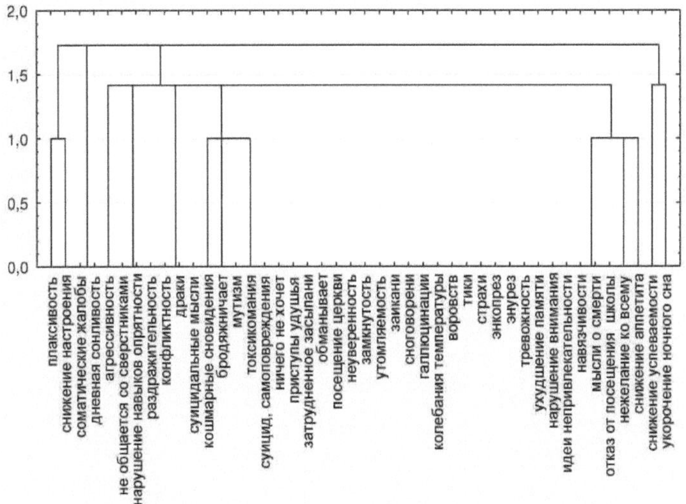

Figura 20. Análise em grupo do estado mental das crianças com um tipo simples de curso clínico de depressão sobre o fundo da esquizofrenia.

As mais vivas foram as desordens ideatoriais manifestadas sob a forma de lentidão da fala, monossilábicos e longos pensamentos sobre respostas, recusa da actividade de jogo que requer tensão e atenção mental, incapacidade de lembrar repetidamente o material lido, ausência de mente, dificuldade em dominar novo material. Como consequência, houve uma diminuição acentuada do desempenho académico da criança e uma recusa em dar respostas orais na escola. A diminuição do humor foi caracterizada pela tristeza e tristeza, pela ausência de alegria e inactividade. As crianças relutantes em sair, não comunicavam com antigos amigos, expressavam ideias da sua própria inconsistência, miséria, falta de atractividade externa. O vector da culpa foi dirigido principalmente aos pais: "Não temos dinheiro suficiente", "A culpa é vossa por eu ser tão feio". Episódios de choro ocorreram sem razão aparente durante o dia, choraram pela mais pequena razão: por ofensa, uma observação, encorajamento, uma pergunta, etc. Quase não adormeceram e recusaram-se a comer. Perturbações episódicas de tipo disfórico, provocadas por observações dos pais, com agitação motora, gritos, choros, ameaças e acções ridículas.

O *tipo clínico* de depressão *ansio-fóbica* na esquizofrenia foi caracterizado pela prevalência de sintomas ansio-disfuncionantes. A ansiedade prevalecia nas queixas dos pais sobre o estado dos seus filhos: as crianças não eram deixadas sozinhas em casa, não deixavam os seus pais ir, tinham medo de interagir com pares.

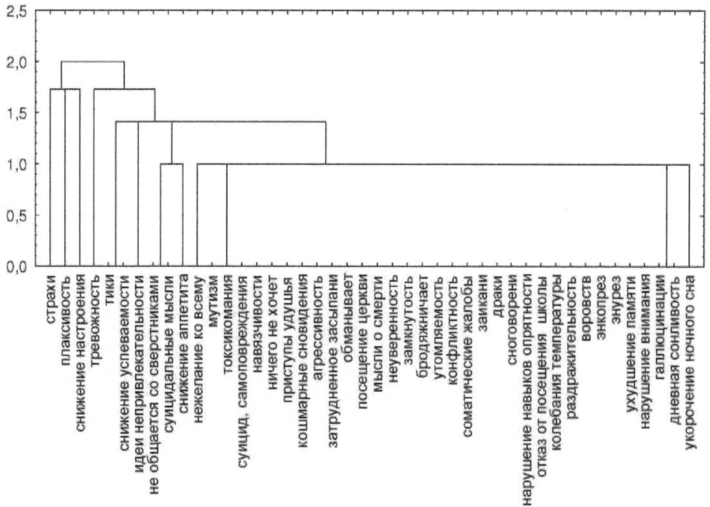

Figura 21. Análise de agrupamento do estado mental das crianças
com ansiedade-fóbico tipo de curso clínico de depressão sobre o fundo da esquizofrenia.

Periodicamente esta condição alternou com o efeito de melancolia, com queixas de "sentimentos de peso, uma pedra sobre a alma", sobreexcitação motora com movimentos estereotipados (correr no lugar, mover coisas). As crianças tornaram-se retraídas, lacrimejantes, negativas, irritáveis. Utilizando a técnica de análise de clusters, identificámos dois clusters principais de manifestações clínicas (Fig. 21).

O grupo hipotímico manifestou-se pela componente vegetativa da depressão sob a forma de distúrbios do sono e distúrbios alimentares. A diminuição do estado de espírito foi representada pela tristeza, retirada. As crianças eram letárgicas, lentas, letárgicas, queixavam-se constantemente de fadiga, sonolência. Recusaram-se a comunicar e a divertir-se com amigos e familiares. Reagiram mal aos presentes e entretenimento dos pais, e mostraram-se relutantes em abandonar a casa. O lágrima foi notado, intensificando-se à noite, acompanhado de pequenos episódios de agitação com distúrbios alucinógenos descontínuos.

O grupo neurótico manifestou-se através do aumento da ansiedade com a ocorrência de episódios de ansiedade psicomotora relacionados com mudanças na situação externa (na partida da mãe, o aparecimento de uma nova pessoa em casa). O vector dos medos ansiosos foi dirigido para o futuro e cobriu a esfera habitual da vida da criança (família, escola): "E se eu não terminar a escola", "e se os pais morrerem, eu ficarei sozinho". Sobre um pano de fundo da ansiedade geral havia receios pretensiosos (de vampiros, guerra nuclear). Os medos surgiram episodicamente com agitação vocal, lágrimas e exigências de dissuasão por parte de parentes próximos. Os medos, adquirindo uma trama fantasiosa, foram acompanhados por enganos de percepção (alucinações visuais e auditivas esboçadas sob a forma de roncos, respiração, sombras, ou com alucinações figurativas formadas - monstros, espíritos), uma sensação de presença estranha. Sobre um fundo de medo, as crianças formaram acções rituais com o envolvimento do ambiente mais próximo.

3.2. Características clínicas do curso de perturbações do humor depressivo em crianças de natureza neurótica

O problema da depressão neurótica (ND) em crianças é dedicado muito menos trabalho do que em adultos. Contudo, à descrição do quadro clínico e psicopatológico da EC na adolescência, os seus diagnósticos e diagnósticos diferenciais são dedicados uma quantidade suficiente de trabalhos de investigadores nacionais e estrangeiros (Lichko A. E., 1979; Sinitsky V. N., 1986; Podkorytov V. S. et al., 1989; Nissen G., 1977; Winokur O. T., 1987; Lewinsohn P. M. et al., 1995). Y. A. Makarenko (1977) considerado como sinais de ND na tensão infantil, ansiedade, inquietação, dificuldade em falar, comportamento infantil, falta de apetite, pesadelos, hábitos patológicos como chupar os dedos ou morder as unhas. Я. P. Girich (1970), descrevendo reacções depressivas em crianças após graves traumas mentais (morte e doença de familiares), destacou uma diminuição gradual do humor de fundo com perda de actividade motora e interesse lúdico. As crianças ficaram com lágrimas, deprimidas, e o seu sono e apetite pioraram. Posteriormente, contra este pano de fundo, houve anomalias astenoneuroticas: fatigabilidade, irritabilidade, enurese, tiques, medos, etc. De acordo com alguns autores (V.M. Kozidubova, 1992; H.S. Akiskal, 1983; D. Marcelli, 1995, etc.), a clínica ND tem diferenças significativas em diferentes períodos de idade. Manifestações mais típicas próximas da sintomatologia da depressão não-psicótica em adultos são observadas na puberdade e parcialmente - na idade pré-puberdade.

Assim, os autores atribuem as seguintes características clínicas: dependência expressa de uma situação psicotraumática, experiência de insatisfação com a atitude dos pais, abundância de perturbações somatovetegetativas e perturbações comportamentais sob a forma de reacções pessoais situacionais de protesto, recusa, hipercompensação, emancipação que são muitas vezes acompanhadas por comportamentos sociais e mesmo delinquentes (vagabundagem, roubo, alcoolismo, etc.). T.B. Dmitrieva (1981), estudando a EC em adolescentes, marcou a originalidade das manifestações afectivas no período da puberdade: expressão significativa de desordens vegevasculares e neuróticas, nível neurótico de desorganização da actividade mental, atipicidade da depressão propriamente dita sintomatologia, inclusão de reacções comportamentais específicas de adolescentes no quadro clínico. As EC mais delineadas nos adolescentes são descritas por psiquiatras forenses (Natalevich E. S. et al., 1982; Posokhova V. I., 1982).

Da variedade de variantes clínicas de ND existentes na prática psiquiátrica, os autores atribuem aos adolescentes o seguinte: asténico, ansioso, disfórico, histérico, hipocondríaco. Com base nas características clínicas e psicopatológicas, com base nas manifestações afectivas de hipotímia que as acompanham, Y.F. Antropov (2001) definiu variantes tipológicas de ND: ansiosa, asténica, perturbada e ansiosamente perturbada. Ao caracterizar ND em crianças e adolescentes, N.V. Rimashevskaya (1999) menciona apenas alguns dos seus atributos: a depressão ocorre em condições de privação emocional e caracteriza-se por bawdiness, moodiness, perturbações do sono, anorexia ou bulimia, por vezes com regressão de comportamento e perda de competências previamente adquiridas, ou seja, a patologia afectiva é falada de forma demasiado breve, como se implicasse a sua presença na estrutura de outras perturbações.

Esta variante clínica da depressão neurótica combina tipos clínicos com a prevalência de ressentimento, irritabilidade com insatisfação com os outros, irascibilidade juntamente com atraso ideacional, cometendo acções ilegais e agressivas dirigidas não só aos outros, mas também a si próprios. Tendo em conta as peculiaridades do quadro clínico, foram distinguidas quatro variantes clínicas de perturbações neuróticas e depressivas cíclicas em crianças: disfóricas, hipocondríacas, simples, e ansiosas-fóbicas.

Tipo de depressão *disfórica clínica.* A razão da hospitalização de metade das crianças deste grupo foi uma tentativa de suicídio (mais frequentemente sob a forma de envenenamento por drogas) ou a expressão de ameaças ou pensamentos suicidas. No entanto, mesmo nestes casos, a hospitalização não foi uma emergência e as crianças foram admitidas como planeado. Na admissão, os pais queixaram-se da passividade da criança, alternando com episódios de agitação psicomotora, declarações auto-agressivas, desejo de fugir de casa, e negativismo geral dirigido a si próprio (insatisfação com a sua aparência ou capacidades mentais) ou a outros (recusa de comunicar com os seus pares, falta de interesse na vida). A má adaptação da escola sob a forma de redução do desempenho académico ou recusa total de responder nas aulas ou de frequentar a escola, o consumo de álcool ou de tabaco é característico. Utilizando a técnica de análise de clusters, identificámos três clusters principais de manifestações clínicas (Fig. 22).

Figura 22: Análise de agrupamento do estado mental em crianças com curso clínico disfórico de desordem depressiva.

O grupo asthenoneurotic caracterizou-se por um atraso motor ideal com uma recusa de se envolver em actividades favoritas e de comunicar com os amigos. As crianças tornaram-se inseguras, queixando-se frequentemente de fadiga, fraqueza, desconforto corporal, falta de apetite e sensação de descanso após uma noite de sono, e sonhos desagradáveis. Os problemas académicos foram explicados por problemas de memória ("não consigo lembrar-me do que foi dito na escola", "não consigo concentrar-me na tarefa") e por uma falta de interesse na aprendizagem. Em alguns casos, as crianças tinham movimentos compulsivos.

O grupo psicopata caracterizou-se por um comportamento desafiador oposicionista com descontentamento dirigido a si próprio e aos seus familiares.

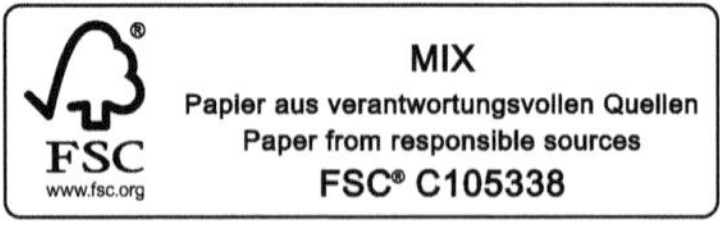

Printed by Books on Demand GmbH, Norderstedt / Germany